U0349617

百临家床 中国医学临床百家

廖玉华 / 著

心肌炎和心肌病
廖玉华 2019 观点

科学技术文献出版社
SCIENTIFIC AND TECHNICAL DOCUMENTATION PRESS
·北京·

图书在版编目（CIP）数据

心肌炎和心肌病廖玉华2019观点 /廖玉华著. —北京：科学技术文献出版社，2019.1（2019.11重印）

ISBN 978-7-5189-5257-1

Ⅰ.①心… Ⅱ.①廖… Ⅲ.①心肌炎—诊疗 ②心肌病—诊疗 Ⅳ.① R542.2

中国版本图书馆 CIP 数据核字（2019）第 030421 号

心肌炎和心肌病廖玉华2019观点

策划编辑：胡 丹	责任编辑：胡 丹	责任校对：文 浩	责任出版：张志平

出　版　者	科学技术文献出版社
地　　　址	北京市复兴路15号　邮编　100038
编　务　部	（010）58882938，58882087（传真）
发　行　部	（010）58882868，58882870（传真）
邮　购　部	（010）58882873
官 方 网 址	www.stdp.com.cn
发　行　者	科学技术文献出版社发行　全国各地新华书店经销
印　刷　者	北京虎彩文化传播有限公司
版　　　次	2019 年 1 月第 1 版　2019 年 11 月第 2 次印刷
开　　　本	710×1000　1/16
字　　　数	190千
印　　　张	20.25　彩插4面
书　　　号	ISBN 978-7-5189-5257-1
定　　　价	138.00元

版权所有　违法必究

购买本社图书，凡字迹不清、缺页、倒页、脱页者，本社发行部负责调换

序
Foreword

韩启德

欧洲文艺复兴后，以维萨利发表《人体构造》为标志，现代医学不断发展，特别是从 19 世纪末开始，随着科学技术成果大量应用于医学，现代医学发展日新月异，发生了根本性的变化。

在过去的一个世纪里，我国现代化进程加快，现代医学也急起直追。但由于启程晚，经济社会发展落后，在相当长的时期里，我国的现代医学远远落后于发达国家。记得 20 世纪 50 年代，我虽然生活在上海这个最发达的城市里，但是母亲做子宫切除术还要到全市最高级的医院才能完成；我患猩红热继发严重风湿性心包炎，只在最严重昏迷时用过一点青霉素。20世纪60—70年代，我从上海第一医学院毕业后到陕西农村基层工作，在很多时候还只能靠"一根针，一把草"治病。但是改革开放仅仅30多年，我国现代医学的发展水平已经接近发达国家。可以说，世界上所有先进的诊疗方法，中国的医生都能做，有的还做得更好。更为可喜的是，近年来我国医学界开始取得越来越多的原创性成果，在某些点上已经处于世界领先地位。中国医生已经不再盲从发达国家的疾病诊疗指南，而能根据我们自己的经验和发现，根据我国自己的实际情况制定临床标准和规范。我们越来越有自己的东西了。

要把我们"自己的东西"扩展开来，要获得越来越多"自己的东西"，就必须加强学术交流。我们一直非常重视与国外的学术交流，第一时间掌握国外学术动向，越来越多地参与国际学术会议，有了"自己的东西"也总是要在国外著名刊物去发表。但与此同时，我们更需要重视国内的学术交流，第一时间把自己的创新成果和可贵的经验传播给国内同行，不仅为加强学术互动，促进学术发展，更为学术成果的推广和应用，推动我国医学事业发展。

我国医学发展很不平衡，经济发达地区与落后地区之间差别巨大，先进医疗技术往往只有在大城市、大医院才能开展。在这种情况下，更需要采取有效方式，把现代医学的最新进展以及我国自己的研究成果和先进经验广泛传播开去。

基于以上考虑，科学技术文献出版社精心策划出版《中国医学临床百家》丛书。每本书涵盖一种或一类疾病，由该疾病领域领军专家撰写，重点介绍学术发展历史和最新研究进展，并提供具体临床实践指导。临床疾病上千种，丛书拟以每年百种以上规模持续出版，高时效性地整体展示我国临床研究和实践的最高水平，不能不说是一个重大和艰难的任务。

我浏览了丛书中已经完稿的几本书，感觉都写得很好，既全面阐述有关疾病的基本知识及其来龙去脉，又介绍疾病的最新进展，包括笔者本人及其团队的创新性观点和临床经验，学风严谨，内容深入浅出。相信每一本都保持这样质量的书定会受到医学界的欢迎，成为我国又一项成功的优秀出版工程。

《中国医学临床百家》丛书出版工程的启动，是我国现代医学百年进步的标志，也必将对我国临床医学发展起到积极的推动作用。衷心希望《中国医学临床百家》丛书的出版取得圆满成功！

是为序。

作者简介
Author introduction

　　廖玉华，现任华中科技大学同济医学院附属协和医院心血管内科主任医师、二级教授、博士研究生导师。1983年毕业于武汉医学院医学系，曾担任华中科技大学同济医学院心血管病研究所所长、附属协和医院心内科主任、湖北省心血管内科医疗质量控制中心主任、生物靶向治疗教育部重点实验室主任、《临床心血管病杂志》主编。1996年享受国务院政府津贴，2004年荣获卫生部有突出贡献中青年专家荣誉称号。获得国家科技进步二等奖和省部级奖共7项。在JACC、Hypertension、JI等SCI期刊发表论文102篇，主编《心脏病学》《心血管病免疫学》《心血管病临床诊疗思维》等著作。

　　自1991年始致力于心血管病免疫学研究，承担国家973、国家自然科学基金重大专项重点项目等课题22项，发现扩张型心肌病患者抗L型钙通道抗体致室性心律失常和猝死，研制的抗心肌抗体诊断试剂盒获得国家专利，发明的ATRQβ-001治疗性降压疫苗获国家发明专利，牵头撰写首部《中国扩张型心肌病诊断和治疗指南》。

前 言
Preface

国内临床医学研究正在崛起，以武汉协和医院牵头撰写的《中国扩张型心肌病诊断和治疗指南》，为心肌炎和心肌病早期诊治提供了创新与转化的典范。

本书以基础研究和临床研究为基础，以问题为导向，论述心肌炎和心肌病的相关观点。全书展现了首部《中国扩张型心肌病诊断和治疗指南》及部分心肌炎和心肌病典型病例的诊疗思维，提高读者对心肌炎和心肌病的临床诊治能力。本书对心肌炎和心肌病问题的阐述，也适合于患者的科普教育。

由于本人时间与精力有限，为了尽快撰写好这本书，邀请了与我一起从事心肌炎心肌病临床和基础研究学生们参与撰写。由衷感谢：华中科技大学同济医学院附属协和医院心内科的袁璟教授、汪朝晖教授、余淼副教授、梁薇主治医师、龙琦主治医师、朱明鑫主治医师、廖梦阳主治医师，华中科技大学附属协和医院博州分院心内科巴音巴特主任医师，福建省宁德市闽东医院心内科郭志平主任医师。由于他们的参与，我们完成了这部疾病观点专著。

由于时间仓促，书中难免有不尽完善之处，祈盼广大读者不吝指正。

廖玉华

目 录
Contents

七、心肌炎和心肌病的疑难病例分析 / 153

一、心肌炎和心肌病的流行病学及概述

1. 心肌炎和心肌病是心力衰竭和猝死的常见病因

心肌炎（myocarditis）是指病原微生物感染或物理化学因素引起的以心肌细胞坏死和间质炎性细胞浸润为主要表现的心肌炎症性疾病。国内外多项流行病学资料表明，在病毒感染的人群中约 2% ～ 5% 有轻重不一的心脏症状，大多数病情较轻（亚临床型），少数患者病情严重，可发生急性心衰、心源性休克、严重心律失常和猝死。我国 9 省市儿童病毒性心肌炎（viral moycarditis，VMC）调查发现，儿童患病率为 21.83/10 万。心肌病（cardiomyopathies）是指伴心功能障碍的心肌疾病（myocardial diseases），心肌病分为原发性和继发性两类（1995 年 WHO），常见类型包括扩张型心肌病（dilated cardiomyopathy，DCM）、肥厚型心肌病（hypertrophic cardiomyopathy，HCM）、限制型心肌病、右室心肌病、未分类心肌病。

VMC 是导致 DCM 的常见病因。我们的研究证实病毒感染诱导机体 T 细胞亚群异常激活，诱导 B 细胞产生抗心肌抗体引起心肌病，主要表现为肠病毒 RNA 持续表达，Th_{17} 和 Th_2 异常激活及其细胞因子（IL-17 和 IL-4）持续升高，辅助 B 细胞产生抗心肌抗体介导心肌损害，导致患者心脏扩大、心力衰竭（heart failue，HF）和心律失常。中国十二五支持计划项目前瞻性观察性研究发现 23.8% 的 VMC 可演变为 DCM，血浆 IL-4 和 / 或 IL-17 持续升高可以预测 VMC 演变为 DCM。

心肌病中以 DCM 和 HCM 最为常见。1990 年报道欧洲心肌病 5 年病死率为 15% ～ 50%。西方国家经历心脏移植的患者中 45% 患有 DMC。美国 Olmsted 县流行病学调查显示 1985 年 DCM 患病率为 36.5/10 万。2002 年中国整群分层抽样调查 9 个地区 8080 例正常人群，DCM 患病率约为 19/10 万，HCM 患病率为 80/10 万。2014 年报道中国 767 例 DCM 随访 52 个月病死率为 42.24%，给社会和家庭带来严重负担。DCM 常表现为心力衰竭或猝死。HCM 也是诱发猝死的常见疾病，晚期也可以发展为心室扩张，称为 HCM 扩展期。HCM 的主要死亡原因是心源性猝死 51%、心衰 36%、卒中 13%，16% 猝死是在中等到极量体育活动时发生。

抗 ANT 抗体、抗 $β_1AR$ 抗体、抗 M_2R 抗体、抗 L-CaC 抗体、抗 MHC 抗体等被公认为是 VMC 和 DCM 的免疫标志物。2011 年廖玉华等发现 DCM 患者抗 L 型钙通道抗体（抗 L-CaC 抗体）

可以引起室性心律失常和猝死，并阐明其作用机制。2014 年浦介麟等临床研究证实 DCM 组（n=732）和对照组（n=834）随访 52 个月，DCM 患者抗 L-CaC 抗体阳性组总死亡（5.87% $vs.$ 1.20%，$P < 0.001$）、全因死亡（9.27% $vs.$ 0，P=0.034）和猝死（12.75% $vs.$ 0，P=0.001）均显著高于对照组；2062 例慢性心力衰竭（chronic heart failue，CHF）与 824 例对照组人群随访 36 个月，有 379 例 CHF 患者死亡，其中 164 例为 DCM、215 例为缺血性心肌病（ischemic cardiomyopathy，ICM），猝死率 DCM 组为 40.37%，ICM 组为 39.07%，DCM 和 ICM 组抗 β_1AR 抗体阳性的猝死率显著高于对照组（8.1% 和 8.25% $vs.$ 2.2%，两组 $P < 0.01$），抗 L-CaC 抗体和抗 β_1AR 抗体阳性具有 CHF 死亡和 DCM 猝死的独立预测价值。

（廖玉华）

2. 病毒性心肌炎的诊断完全依赖于心内膜心肌活检吗？

1984 年美国 Dallas 会议制定了心肌炎组织学诊断标准：心肌炎性细胞浸润伴有心肌细胞坏死和（或）附近心肌细胞变性。VMC 的临床谱涵盖从非特异性心电图异常和轻度病毒性疾病到急性血流动力学损害或猝死。心肌炎是以临床和病理定义的心肌炎症，心内膜心肌活检确实有重要价值，活动性心肌炎以炎症细胞浸润伴随心肌细胞坏死为特征（图1A），而临界性心肌炎具有炎症细胞浸润但无心肌损害（图1B），浸润心肌的炎症细胞以淋巴细胞、嗜酸性粒细胞和肉芽肿细胞较为常见。

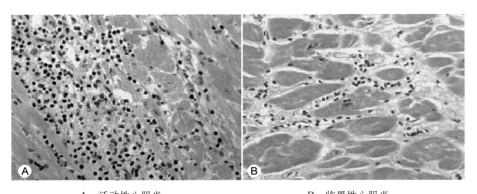

A：活动性心肌炎　　　　　　　　B：临界性心肌炎

图 1　心肌炎患者心内膜心肌活检的心肌病理变化（HE×400）（彩图见彩插 1）

（Text and image courtesy of James R. Stone，MD，PhD.）

2007 年美国心脏病学会基金会（American College Cardiology Foundation，ACCF）/ 美国心脏协会（American Heart Association，AHA）/ 欧洲心脏病学会（European Societyof Cardiology，ESC）推荐，心肌病患者心内膜心肌活检（endomyo-eardial biopsy，EMB）的评估作用有限，其 I 类适应证限于具有正常或扩大的左心室伴有血流动力学损害的新发心衰＜ 2 周的患者、具有左心室扩大或室性心律失常或高度房室传导阻滞的新发心衰 2 周～ 3 个月病程的患者、及急性心肌炎治疗 1 ～ 2 周失败的患者。EMB 病理诊断心肌炎在心肌弥漫性损害患者中检出率高，然而对于局灶病变的诊断是受限制的，心脏磁共振（cardiac magnetic resonance imaging，CMR）引导 EMB 有助于提高准确率。心肌炎心脏磁共振国际共识组最近提出心肌炎 CMR 诊断标准（the Lake Louise Consensus Criteria），其可提高心肌炎无创检测能力，改善诊断的精确性，这个诊断标准有 4 点：与心肌炎的临床表现一致；新近发生心肌损伤的证据；CMR 增加 T_2 信号或延迟增强的心肌水肿和炎症一致；EMB 心肌炎症的证据。

VMC 患者合并心律失常最常见，严重者（重症患者）表现为心力衰竭和心源性休克。由于心内膜 EMB 难以用于大多数心肌炎患者检查，怎样进行急性 VMC 的诊断已成为实际工作中急需解决的问题。国内建议急性 VMC 的临床诊断标准：①前驱感染：在心脏表现出现 3 周内发生过上呼吸道感染、急性肠炎等病毒感染。②心脏表现：患者出现不能用一般原因解释的感染后重度乏力、胸闷、舒张期奔马律、心脏扩大、充血性心力衰竭或阿斯综合征等；新出现心电图改变包括室性和室上性心动过速或早搏、房室传导阻滞、心室扑动或颤动等心律失常，新发室内束支阻滞、2 个以上导联 ST 段呈水平型下移 ≥ 0.05mV 或 ST 段异常抬高或出现异常 Q 波等心电图改变；超声心动图检测有新发生的心腔扩大、室壁活动异常、左室收缩功能降低（EF < 45%）。③心肌损伤：上述感染后 3 周内血清心肌坏死标志物，如心肌肌钙蛋白 I 或 T、CK-MB 升高 [应当进行冠脉 CT 血管造影术（CT angiography，CTA）或冠脉造影排除冠脉病变] 和心室壁

应激标志物 BNP、NT-proBNP 升高（合并心衰患者应当检查）。④病毒免疫：在急性期从心内膜心肌、心包穿刺液中进行组织病原学检测到病毒基因片段或病毒蛋白抗原；有条件单位开展 CMR 引导的 EMB，进行心肌病理、免疫组化和病原学检查，可能得到更精确的病理和病因诊断结果；检测患者血清急性反应物－病毒特异性 IgM 抗体，如柯萨奇 B 组病毒、人类巨细胞病毒、腺病毒、细小病毒 B19 等，这些病毒 IgM 抗体阳性及血中肠道病毒 RNA 阳性者均支持有病毒感染；检测抗心肌抗体可以监测病毒感染后的自身免疫反应。⑤排除其他：急性心肌损伤尤其要除外急性冠脉综合征，并且排除甲状腺机能亢进、β 受体功能亢进、心脏瓣膜病、风湿性心肌炎、中毒性心肌炎、结缔组织病、代谢性疾病等合并心肌损害。

（廖玉华）

3. 病毒性心肌炎适用的临床分型

对于新发生心肌损伤标志物升高的患者合并病毒感染，需要进行冠脉 CTA 或冠脉造影排除冠脉病变，在排除其他心脏疾病之后，方可诊断急性 VMC。依据心肌炎常见的临床表现分型，有利于临床诊断与治疗。

1）心律失常型。病毒感染后 1 ～ 3 周有轻度心前区不适、心悸、心电图有室性和室上性早搏或心动过速、房室传导阻滞、

ST-T 改变，心肌损伤标志物 TnT/I（截点 > 0.1ng/mL）呈一度升高，无心脏扩大和心力衰竭临床表现，经治疗于 1 ～ 2 个月内逐渐恢复。

2）心力衰竭型。病毒感染后 1 ～ 3 周出现乏力、心慌、呼吸困难等症状，心肌损伤标志物 TnT/I 升高，发生心脏扩大和心力衰竭，可合并心律失常，部分患者演变为 DCM。

3）急性重症型。病毒感染后 1 ～ 2 周内出现胸痛、心慌、呼吸困难，发生室性心动过速，室性奔马律、心力衰竭、心脏扩大等临床表现，甚至出现心源性休克，心肌损伤标志物 TnT/I 显著升高。此型病情凶险，部分患者表现为爆发性心肌炎，可在数日数周内死于泵衰竭或严重心律失常。

4）猝死型。死前无心脏病表现，常在活动中猝死，尸检证明有本病。

5）亚临床型。病毒感染后无自觉症状，心电图检出发现有 ST-T 改变或房早、室早，数周之后这些改变自行消失。

（廖玉华）

4. 心肌病不是"一个病"而是"一组病"

1995 年世界卫生组织（WHO）/ 国际心脏病学会联合会（ISFC）将心肌病定义为伴心功能不全的心肌疾病，分为原发性和继发性两类。随着病因学和发病学的深入研究，遗传因素与环境因素相互作用，使得原发性心肌病与继发性心肌病难以区分。原发性心肌病包括家族性心肌病和获得性心肌病、原因不明的心肌病。继发性心肌病是指全身性系统性疾病累及心肌，心肌病变仅仅是系统性疾病的一部分。因此，心肌病是一组心肌疾病。

（廖玉华）

5. 临床实用的心肌病分类

2016 年欧洲心脏协会工作组基于临床导向分类将心肌病分为特殊类型和功能表型，包括 DCM、HCM、限制型心肌病（restrictive cardiomyopathy，RCM）、右室心肌病和未分类心肌病。类似于 DCM 的特异性心肌病包括：围生期心肌病、酒精性心肌病、心动过速性心肌病、克山病、药物性心肌病。未分类心肌病包括：心室肌致密化不全、心肌淀粉样变性、遗传浸润性心肌病、铁血黄素沉积性心肌病、类肉瘤性心肌病、自身免疫性心肌病、内分泌/代谢性心肌病、应激性心肌病、遗传性心肌病。

2018 年《中国 DCM 诊断和治疗指南》将 DCM 按病因分类，分为 2 组：原发性和继发性。

1）原发性 DCM。指遗传性或/和获得性病因直接引起心肌损害导致心脏扩大和心功能降低。①家族性 DCM（familial dilated cardiomyopathy，FDCM）：约 60%FDCM 患者显示与 DCM 相关的 60 个基因之一的遗传学改变，其主要方式为常染色体遗传。②获得性 DCM：指遗传易感与环境因素共同作用引起的 DCM。③特发性 DCM：原因不明，需要排除全身性疾病，据文献报道约占 DCM 的 50%。基于国内基层医院诊断条件限制，建议保留此诊断类型。

2）继发性 DCM。指全身性系统性疾病累及心肌，心肌病变仅是系统性疾病的一部分。

（廖玉华）

6. 扩张型心肌病的临床表现

本病起病缓慢，可在任何年龄发病，但以 30 ～ 50 岁为多见。Brandenburg 将 DCM 的病程分为 3 个阶段：①无症状期，体检可以正常，X 线检查心脏可以轻度增大，心电图有非特异性改变，超声心动图测量左室舒张末期内径为 5 ～ 6.5cm，射血分数在 40% ～ 50% 之间，此阶段作出正确诊断比较困难。②有症状期，主要有极度疲劳，乏力，气促，心悸等症状，舒张早期奔马律，超声心动图测量左室舒张末期内径为 6.5 ～ 7.5cm，射血分数在 20% ～ 40% 之间。③病情晚期，肝脏肿大，水肿，腹水等充血性心力衰竭的表现，其病程长短不一，有的可相对稳定，反复心衰达数年至十余年，有的心衰进行性加重短期内死亡。多数患者合并有各种心律失常，部分患者发生血栓栓塞（18%）或猝死（30%）。主要体征为心脏扩大，奔马律，肺循环和体循环淤血征。

2018 年《中国 DCM 诊断和治疗指南》采用了中国多中心临床试验资料将 DCM 分为 3 期，即早期阶段（NYHA 心功能 I 级）、中期阶段（心功能 II～III 级）和晚期阶段（心功能 IV 级）。DCM 初次诊断时患者的心功能状态各异，DCM 的早期诊断和治疗可明显改善患者预后。

（廖玉华）

7. 肥厚型心肌病的临床表现

HCM 半数以上患者无明显症状。①呼吸困难：90% 以上有症状的 HCM 患者出现劳力性呼吸困难，阵发性呼吸困难、夜间发作性呼吸困难较少见。②胸痛：1/3 的 HCM 患者劳力性胸痛，但冠脉造影正常，胸痛可持续较长时间或间发，或进食过程引起。HCM 患者胸痛与以下因素相关，如心肌细胞肥大、排列紊乱、结缔组织增加、供血供氧不足、舒张储备受限、心肌内血管肌桥压迫冠状动脉、小血管病变等。③心律失常：HCM 患者会发生多种形态室上性心律失常，房颤，恶性室性心律失常，24 小时心电图记录到室上速，恶性室性心律失常是安置植入式除颤起搏器（ICD）的适应证之一。④晕厥：15%～25% 的 HCM 至少发生过一次晕厥。约 20% 患者主诉黑蒙或短瞬间头晕。左室舒张末容量降低、左心腔小、不可逆性梗阻和肥厚，非持续性室速等因素与晕厥发生相关。⑤猝死：HCM 是青少年和运动员猝死的主要原因，占 50%。恶性心律失常、室壁过厚、流出道阶差超过 50mmHg 是猝死的主要危险因素。⑥ HCM 扩张期：为 HCM 终末阶段表现之一，大约 10% 的患者出现左心室扩张，心肌组织缺失和纤维替代是其机制之一。后者是由供应心肌的小动脉的病变而引起的心肌缺血所致。其他可能机制包括透壁心肌梗死、酗酒和经皮室间隔心肌消融术后左心室几何形状扭曲等，遗传因素也参与其中。

梗阻性 HCM 患者心尖区内侧或胸骨左缘中下段闻及喷射性收缩期杂音。约 50% 患者心尖区可闻及吹风样收缩期杂音（反映二尖瓣关闭不全）。非梗阻性 HCM 的体征不明显。心脏杂音的特点：增加心肌收缩力因素（如运动、Valsava 动作、静脉滴注异丙肾上腺素 2μg/min）使杂音增强，减弱心肌收缩力因素（如下蹲、Mueller 动作、口服心得安）使杂音减弱。

（巴音巴特、廖玉华）

8. 限制型心肌病的临床表现

临床表现可分为左心室型、右心室型和混合型，以左心室型最常见。在早期阶段，患者可无症状，随着病情进展可出现运动耐量降低、倦怠、乏力、劳力性呼吸困难和胸痛等症状，这主要是由于 RCM 患者心输出量不能随着心率加快而增加。左心室型早期可出现左心功能不全表现，如易疲劳、呼吸困难、咳嗽及肺部湿性罗音等。右心室型及混合型则以右心功能不全为主，如颈静脉怒张、吸气时颈静脉压增高（Kussmaul'征）、肝大、腹水、下肢或全身浮肿。心脏可闻及第三心音奔马律。当二尖瓣或三尖瓣受累时，可出现相应部位的收缩期返流性杂音，心房压力增高和心房扩大可导致心房颤动。发生栓塞者并非少见。此外，血压常偏低，脉压小。除有心力衰竭和栓塞表现外，可发生心脏性猝死。

（郭志平、廖玉华）

9. 右室心肌病的临床特征

本病多见于青中年，男性多见，可有家族史。临床表现与右心室病变范围有关。根据长期的临床资料观察，致心律失常性右室心肌病的病程可分为 4 个时期：

1）隐匿期（concealed phase）。少数患者在常规 X 线检查时发现右心室扩大。右室结构仅有轻微改变，室性心律失常可以存在或不存在，突发心源性猝死可能是首次表现，且多见于剧烈活动或竞争性体育比赛的年青人群。

2）心律失常期（overtarrhythmia phase）。以右心室折返性室性心动过速多见，反复晕厥或猝死为首发征象。因心律失常患者可诉心悸、胸闷、头晕。少数病例有窦结功能障碍、房室传导阻滞和室内传导阻滞等心律失常。症状性右室心律失常可以导致猝死，同时伴有明显的右心室结构功能异常。

3）右心功能障碍期（Global right ventricular dysfunctional phase）。多见于右室病变广泛者。由于进行性及迁延性心肌病变导致症状进一步加重，左心室功能相对正常。临床表现为颈静脉怒张，肝颈静脉回流征阳性，淤血性肝肿大，下垂性浮肿和浆膜腔积液等体循环淤血征象。

4）终末期（final phase）。由于累及左室导致双室泵功能衰竭，终末期患者较易与双室扩张的 DCM 相混淆。左室受累与年龄、心律失常事件及临床出现的心力衰竭相关，病理研究证实大多数患者均存在不同程度左室内脂质纤维的浸润现象。

本病主要体征为右心室增大，部分病例出现肺动脉瓣听诊区 S2 固定性分裂、相对性三尖瓣关闭不全收缩期杂音、右室性 S3。

（巴音巴特、廖玉华）

10. 类似扩张型心肌病的一组特异性心肌病如何诊断

DCM 的临床诊断标准：具有心室扩大和心肌收缩功能降低的客观证据，①左心室舒张末内径（LVEDd）＞ 5.0cm（女性）和＞ 5.5cm（男性）（或大于年龄和体表面积预测值的 117%，即预测值的 2 倍 SD+5%）；② LVEF ＜ 45%（Simpsons 法），LVFS ＜ 25%；③发病时除外高血压、心脏瓣膜病、先心病或缺血性心脏病。中国人常见获得性 DCM 的类型：

1）FDCM。符合 DCM 临床诊断标准，具备下列家族史之一者即可诊断：①一个家系中包括先证者在内有 ≥ 2 例 DCM 患者；②在 DCM 患者的一级亲属中有尸检证实为 DCM，或有不明原因的 50 岁以下猝死者。推荐开展 DCM 遗传标志物检测，为 DCM 基因诊断提供证据；FDCM 患者中抗心肌抗体的阳性检出率为 60%，推荐常规检测抗心肌抗体。

2）免疫性 DCM。符合 DCM 临床诊断标准，血清免疫标志物抗心肌抗体检测为阳性，或具有以下 3 项中的一项证据：①存在经心肌活检证实有炎症浸润的 VMC 病史；②存在心肌炎自然演变为心肌病的病史；③肠病毒 RNA 的持续表达。对于心脏扩大的心衰患者，推荐常规检测抗心肌抗体，可提供 DCM 免疫诊断、指导选择针对性治疗策略和预测 DCM 猝死和死亡风险。

3）酒精性心肌病。符合 DCM 临床诊断标准，长期过量饮酒（WHO 标准：女性 ＞ 40g/d，男性 ＞ 80g/d，饮酒 5 年以上），既往无其他心脏病病史，早期发现戒酒 6 个月后 DCM 临床状态得到缓解。饮酒是导致心功能损害的独立原因，建议戒酒 6 个月后再作临床状态评价。

4）围生期心肌病。符合 DCM 临床诊断标准，妊娠最后 1 个月或产后 5 个月内发病。AHA 在 46% ～ 60% 的 PPCM 患者中检测为阳性，推荐常规检测嗜心肌病毒和抗心肌抗体。

5）心动过速性 DCM。符合 DCM 临床诊断标准，具有持续性心动过速发作时间超过每天总时间的 12% ～ 15% 以上，包括窦房折返性心动过速、房性心动过速、持续性交界性心动过速、心房扑动、心房颤动和持续性室性心动过速等，心室率多在 160次 / 分钟以上，少数可能只有 110 ～ 120 次 / 分钟，与个体差异有关。

（廖玉华）

11. 病毒性心肌炎常见的病原体

VMC 的主要病原是柯萨奇 B 组 2 ～ 5 型和 A 组 9 型病毒，其次是埃可病毒和腺病毒，还有风疹病毒、虫媒病毒、巨细胞病毒、脑心肌炎病毒、肝炎病毒、人类免疫缺陷病毒、传染性单核细胞增多症、流感病毒、流行性腮腺炎病毒、脊髓灰质炎病毒、鹦鹉热、合胞体病毒、小 DNA 病毒（ParvovirusB19）等 30 余种。国内七省市调查表明，儿童以柯萨奇病毒为主，占 43.6%，腺病毒占 21.2%，埃可病毒占 10.9%，其他病毒共占 14.3%。为了增强常见流行性传染性疾病伴发心肌炎的认识，作如下简介：

1）人类免疫缺陷病毒所致心肌炎。人类免疫缺陷病毒（human immunodeficiency virus，HIV）感染及艾滋病（acquired immunodeficiency syndrome，AIDS）发生率的上升，其引起的心

脏并发症发生率也在增加。HIV 感染者还可引起继发性心肌病，表现为心脏重量增加，双室或全心扩张，心肌苍白。镜下检查心肌有局灶性肥厚与局灶性萎缩伴肌纤维消失及肌细胞萎缩形成的空泡，心肌内有局灶炎症浸润区，含有淋巴细胞、组织细胞，偶见浆细胞，HIV 感染者超声心动图出现 DCM 则预后不良，50%患者在 6 个月死亡。

2）水痘 VMC（varicella viral myocarditis）。水痘 VMC 可发生在致命性水痘病例，本病罕见。尸检发现特征性病变为心肌细胞内包涵体，间质水肿、细胞浸润和心肌细胞坏死。心电图示传导异常。

3）脊髓灰质炎 VMC（polio viral myocarditis）。在脊髓灰质炎病毒流行期，约半数伴发心肌炎，心肌病变多为局灶性，均有异常心电图表现，如 ST-T 改变、P-R 间期延长、Q-T 间期延长、室性心律失常。

4）流行性腮腺炎 VMC（mumps viral myocarditis）。伴发流行性腮腺炎 VMC 者为此病毒感染患者的 10%，心肌受累通常不被临床认识，暂时性 ST-T 波改变最常见，多数患者几周内恢复，极少数发生心脏扩大和心力衰竭。

5）肝炎 VMC（hepatitis viral myocarditis）。肝炎 VMC 多在肝炎发病的 1 ～ 3 周内发生，心电图异常以房室传导阻滞和 ST-T 波改变多见，常出现心室扩大和心肌衰竭症状，常常表现为重症心肌炎。已经发现属肝炎病毒与人类 $\beta 1$ 和 $\beta 2$- 肾上腺能受体分子的 6 个氨基酸序列高度同源，心肌受累可能是通过免疫介导心肌损伤。大多数患者血清中可检测出抗 β1 受体抗体。心肌炎常随着肝炎病情的控制而好转。

6）传染性单核细胞增多症（infectious mononuceosis）。这是由 Epstein-Barr 病毒所致的一种自限性传染病。很少注意到有心肌受累，心肌组织可出现典型的淋巴细胞呈局灶心肌浸润和坏死。心电图改变是普遍的 ST-T 变化，心律失常很少发生。可有心包受累而出现心包摩擦音，心尖部收缩期杂音，多数患者无心衰和致命临床过程。

7）麻疹（measles）和风疹（rubella）VMC。当母亲在妊娠第 3 个月患有风疹，其后代可发生先天性心血管损伤，动脉导管未闭和肺动脉发育不良，风疹婴儿死后见有传导系统异常亦有报告，也偶见有心肌炎。重症麻疹病例有明显心肌炎，心力衰竭偶有发生，常致命，有暂时性心电图异常，除 ST-T 改变外，可有 P-R 间期延长，完全性房室传导阻滞和室速。组织学所见为明显的心肌血管周围淋巴细胞浸润。我国麻疹疫苗防疫工作已使本病得以控制。

8）巨细胞 VMC（megalocyte viral myocarditis）。巨细胞病毒（cytomegalovirus）感染不被认识相当普遍，一般感染仅存在于免疫力低下的患者中，如肿瘤患者。在成人心血管表现一般多无症状，虽然可发生出血性心包积液，致命病例较罕见。心电图可有暂时性改变。组织学所见示局灶性淋已细胞浸润和纤维化。

9）虫媒 VMC（arbo viral myocarditis）。由虫媒病毒（arbovirus）A 族和 B 族引起感染经常引起心肌受累。虫媒病毒感染表现发烧、头痛、出汗等系统症状，心肌受累时常表现胸痛、心悸、呼吸困难，夜间阵发性呼吸困难是突出症状。舒张早期奔马律、心尖部收缩期杂音、心脏扩大也常见。心律失常多见，可发生突然死亡。大多数患者持续心脏扩大和心电图异常，完全痊愈不常见。

（廖玉华）

12. 急性重症心肌炎的特点

急性重症心肌炎起病急骤、发展迅速、预后凶险，也称为爆发性心肌炎。其临床特点：①起病急骤发展迅速，起病数小时或 1～2 天即出现急性心力衰竭、心源性休克、晕厥或猝死；②首发症状，胸痛、气短、心悸、晕厥；③前驱症状，在首发症状前 1～2 周有过发热、乏力、咳嗽、腹痛、腹胀、腹泻、呕吐等上呼吸道或消化道病毒感染症状。及时检查心电图非常重要，可表现为 T 波深倒置，房性或室性心动过速，高度房室传导阻滞。

当一个成年人发生典型胸痛 +ST 抬高 + 血流动力学不稳定，行急诊 CAG 正常或正常 + 慢血流，要考虑急性重症心肌炎的诊断。国外对急性重症心肌炎的判断：①急性心肌炎 + 血流动力学不稳定 + 抢救机械辅助措施；②急性心肌炎 + 血流动力学不稳定

＋抢救血管活性药物使用。急性重症心肌炎患者病情凶险，可在数日数周内死于泵衰竭或严重心律失常。经及时的积极救治也可以恢复。

（郭志平、廖玉华）

13. 浸润性心肌病的病因

浸润性心肌病是异常代谢物质在心肌内蓄积而损害心室的收缩与充盈，各种浸润性疾病涉及不同的代谢物质所引起，相关病因包括：

1）心肌淀粉样变性（Cardiacamyloidosis）。其淀粉样物质的分型为：①原发型或免疫球蛋白淀粉样变性，即免疫球蛋白轻链（AL），12% ～ 15% 的患者有多发性骨髓瘤。②继发型与慢性感染、肿瘤、结核、痛风等有关。淀粉样物质是一种非常免疫球蛋白，即 AA 蛋白，主要来源于 α 球蛋白，少数来源于 C 蛋白。肾、肝、脾等器官易受累，心脏较少。③其他型，如家族性淀粉样变是一种常染色体显形遗传病，血浆前白蛋白与病变有关。

2）各种浸润性疾病多是遗传性疾病。包括各种糖原病（glycogenosis），粘多糖贮积病（mucopolysaccharidose）等。① Fabry's 病。鞘糖脂分解代谢异常伴性溶酶体贮积病，系 α 半乳糖苷酶 A 缺乏所致，可使脂酰基鞘氨醇己三糖苷沉积于肾和心血管系统，临床表现为"游泳衣区"毛细血管扩张，角膜混浊，手掌、足底及腹部灼痛，手足慢性感觉异常，心肺受累，下肢水肿，骨质疏松，生长迟缓，青春期延迟。患者通常死于肾衰，心脏或脑血管病。② Gaucher's 病。此病是一种脂沉积症，由葡萄糖脑苷脂酶缺乏引起。葡萄糖脑苷脂，即葡萄糖苷酰鞘氨醇在肝、脾、淋巴结、肺毛细血管和骨髓细胞内贮积。左心室受累尤为明显，心肌充满了脑苷脂而呈弥漫性间质浸润，伴有左心室顺应性降低和心搏量减少，一般临床上表现心脏受累者不常见，但存在心肌受累时，主要表现为心功能不全，出血性心包积液，心室壁团块状增厚及二尖瓣膜钙化。

3）血色素沉着症（hemochromatosis）和含铁血黄素沉着症（hemosiderosis）。血色素沉着症是以过多铁沉积在实质器官心脏、肝脏、生殖腺和胰腺为特征。其发病的有关因素有：①家族性或原发性疾病；②血色素缺陷引起红细胞生成障碍；③慢性肝病；④长期摄铁过多，铁质沉积在心肌等器官引起相应脏器受累。

（廖玉华）

14. 遗传相关心肌病

1）HCM。是一种以心肌肥厚为特征的心肌疾病，主要表现为左心室壁增厚，二维超声心动图测量左心室壁厚度超过 15mm；有明确家族史患者，室间隔或左心室壁厚度超过

13mm，青少年成员超过 11mm 即可诊断。早期不伴有左心室腔的扩大，需除外负荷增加如高血压、主动脉瓣狭窄和先天性主动脉瓣下隔膜等引起的左心室壁增厚。绝大部分 HCM 呈常染色体显性遗传，大约 60% 的成年 HCM 患者可检测到明确的致病基因突变，目前分子遗传学研究证实至少 24 个致病基因与 HCM 的发病有关，这些基因编码粗肌丝、细肌丝、Z 盘或钙调节蛋白，其中 40% ～ 60% 为编码肌小节结构蛋白的基因突变。值得注意的是，近年来研究发现接近 10% 的 HCM 患者存在多基因或复合突变，其发病有可能较单基因突变患者更早，临床表现更重，预后更差。

2）其他遗传性疾病心室肌肥厚。临床检测心室肌肥厚中，5% ～ 10% 是由其他遗传性疾病引起，包括先天性代谢性疾病（如糖原蓄积病、肉碱代谢疾病、溶酶体贮积病），神经肌肉疾病（如 Friedreich 共济失调），线粒体疾病，畸形综合征，系统性淀粉样变等，这类疾病临床罕见或少见。另外还有约 20% ～ 30% 患者是不明原因的心肌肥厚。目前指南或共识对 HCM 的定义及类型界定模糊，笔者认为上述遗传性疾病心室肌肥厚不应归类为 HCM。

3）FDCM。表现为同一家族的一级亲属中有 2 例以上 DCM 患者或有 35 岁以下的一级亲属不明原因死亡，国外研究发现其在 DCM 中的发病率占 25% ～ 50%。近年关于 DCM 发病机制分类的研究表明，肌联蛋白（*TTN*）基因是 FDCM 的主要诊断基因（约占 30% ～ 35%），核纤层蛋白 A/C（*LMNA*）是 FDCM 的第 2 个常见基因（约占 10% ～ 15%），另几个 DCM 相关基因约占 5% ～ 10%，其他遗传改变，如拷贝数变异与 DCM 相关的病例较罕见。FDCM 有以下遗传特点：①遗传异质性：不同基因的不同突变可导致同样的 FDCM 表型，同一家族相同基因的同一突变位点可产生不同表型；②基因突变外显不全：通常外显率会随着年龄的增大而增高，常染色体显性遗传者在 < 20 岁时外显率为 10%，20 ～ 30 岁者为 20%，30 ～ 40 岁者为 50%，> 40 岁时外显率达到 90%；③遗传方式的多样性：包括常染色体显性遗传、常染色体隐性遗传、X- 连锁遗传及线粒体遗传。FDCM 以常染色体显性遗传最为常见。既往的遗传学研究表明，基因突变在 FDCM 的发病中具有重要作用，现已发现引起 DCM 的基因超过 60 个。随着 FDCM 研究的逐渐深入，临床上已开始对疑似有遗传倾向的家族中其他成员进行心电图和心脏超声检查，根据患者意愿对疑似病例进行相关基因检测，有助于 FDCM 的早期诊断及临床干预，以达到延缓疾病发生或预防疾病的目的。但 FDCM 是一种多基因遗传病，其致病机制复杂，现有的基因检测预防疾病的效果不佳。FDCM 的生物学治疗：实验研究发现补充正常 *delta-SG* 基因、肝细胞生长因子基因治疗 DCM 仓鼠，可以改善心功能和延长其寿命；转染单核细胞趋化蛋白 -1 基因治疗可明显减轻自身免疫性心肌炎。基因治疗方法的探索将有助于寻找治疗 FDCM 的方法。FDCM 的治疗可参照 DCM 的治疗，建议应用心肌能量代谢药物（如辅酶 Q_{10}）。

4）心室肌致密化不全（noncompaction of ventricular myocardium，NVM）。属于遗传性心肌病，因患者在胚胎发育过程中，心外膜到心内膜的致密化过程提前终止所导致。NVM 主要特征为左心室或（和）右心室腔内存在大量粗大突起的肌小梁及深陷隐窝，常伴或不伴有心功能不全、心律失常及血栓栓塞。多数成年患者在临床发生左心衰和心脏扩大后才发现 NVM 的存在。

5）家族性心肌淀粉样变性。家族性淀粉样变性偶然伴有明显的心肌受累，多表现在疾病的晚期，临床上首先表现在神经系统受累和肾功能不全。淀粉样物质在心脏中沉积、浸润所致淀粉样变心肌病。心肌淀粉样变性是细胞体液免疫性疾病的伴发病，是常见的死亡原因。

6）致心律失常性右室心肌病（arrhythmogenic right ventricular cardiomyopathy，ARVC）。也称为右室心肌病（right ventricular cardiomyopathy），本病于 1905 年由 Osler 首次描述。ARVC 是一种以心律失常、心力衰竭及心源性猝死为主要表现的非炎性非冠状动脉心肌疾病，表现为右心室功能及结构异常，以右室心肌被纤维脂肪组织进行性替代为特征，家族性发病约占30% ～ 50%，多为常染色体显性遗传。临床表现为右心室进行性扩大、难治性右心衰和 / 或室性心动过速。ARVC 的患病率估计在 0.02% ～ 0.1%，某些地区的发病率较高（如意大利北部），在青年人群中男女患病率之比约为 2.7∶1，我国尚缺乏大样本流行病学资料。病因和发病机理：家族性发病颇为常见，多为常染色体显性遗传。曾认为本病属先天右室发育异常，但本病并不发生在新生儿和婴儿，部分尸检中发现心肌由单核细胞浸润，故本病的病因未明。家系研究已经证实9种不同的染色体显性遗传与本病相关，已确定5种基因突变与 ARVC 发病相关，突变位点及基因包括心肌雷诺丁受体基因（*Ryanodinereceptor-2，RYR-2*）、*desmoplakin*（*ARVC8*）、*plakophilin*（*ARVC9*）、盘状球蛋白（*plakoglobin，Naxos*）及 β 型转化生长因子（*TGFβ-3，ARVC9*）。

（廖玉华）

15. 化学性心肌病

药物性中毒性心肌病是指接受某些药物或毒品引起的心肌损害，临床表现类似 DCM。主要诊断标准：服药前无心脏病证据，服药后出现心律失常、心脏增大和心功能不全的征象，且不能用其他心脏病解释者可诊断为药物性中毒性心肌病。由于肿瘤发病率的增加，与肿瘤化疗相关的心肌病值得关注。因抗肿瘤药品对心肌毒性作用不同，需采取不同的治疗措施。

抗肿瘤药物：蒽环类化疗药（anthracyclines），如阿霉素、柔红霉素、米托蒽醌、表阿霉素等具有心肌细胞毒性作用，分子靶向治疗药如针对 *HER-2/neu* 原癌基因产物的人 / 鼠嵌合单抗曲妥珠单抗（trastuzumab）、某些抗血管内皮生长因子抑制剂如舒尼替尼（sunitinib）、贝伐单抗（bevacizumab）、索拉非尼（sorafenib）和蛋白酶体抑制剂如硼替佐米（bortezomib）和卡非佐米（carfilzomib）等可以靶向肿瘤组织并易损伤心肌，导致心肌病。

毒品类：主要包括可卡因、冰毒麻黄碱类。儿茶酚胺是这类毒品致心肌损害的主要成分。其他引起心脏毒性和心衰的药物，包括酚噻嗪类、抗抑郁药、一氧化碳、铅、锂、二甲麦角新碱、假麻黄碱、麻黄素、钴、促同化激素类、羟氯喹、氯氮平和儿茶酚胺。

（廖玉华）

16. 非感染性心肌炎

心肌炎是一组主要发生于心肌的炎症过程。一般分为感染性心肌炎和非感染性心肌炎两大类。大部分心肌炎的病原是微生物（如病毒、克鲁斯氏锥虫），微生物可直接侵犯心肌，通过其产生的毒素或引起的免疫反应而间接造成心肌组织的损害；另一部分心肌的病原为其他物理化学因子，其中药物占重要位置。非感染性心肌炎需要引起重视，在肿瘤化疗过程中，患者表现出疲乏、气短、心悸、心前区不适等，在病程中心电图异常，血清酶增高，早期心脏超声检查表现为心肌稍增厚、活动度降低，要警惕心肌炎的诊断。淋巴瘤患者出现疲乏、气短、心悸、心前区不适等症状时，应该检查心电图和心肌酶，心肌活检可以发现淋巴细胞浸润心肌，及早发现心肌损伤，治疗原发疾病和心肌保护与防范心衰。心肌炎的病程可为急性、亚急性或慢性。轻者可无明显自觉症状，重者可因严重心律失常或心力衰竭而突然死亡。绝大多数心肌炎可痊愈。少数由于心肌炎持续活动可能转为慢性心功能不全或 DCM。

（廖玉华）

17. 扩张型心肌病是不治之症吗？

2018 年《中国 DCM 诊断和治疗指南》倡导 DCM 的早期诊断线索与筛查，对于家族性 DCM 患者的家族成员和急性 VMC 伴发心衰患者的追踪观察有助于 DCM 的早期诊断。早期诊断路径：①出现不明原因的心脏结构和（或）功能变化，具有以下之一者：左心室扩大但 LVEF 正常（LVEDd ＞年龄和体表面积预测值的 2 倍 SD+5%），LVEF 45% ～ 50%，心电传导异常；②检测出与心肌病变有关的基因变异；③血清抗心肌抗体（AHA）检测为阳性；④ CMR 与 LGE 检查显示心肌纤维化。推荐理由：国内外文献显示，AHA 在 41% ～ 85% 的特发性 DCM、60% 的家族性 DCM 和 46% ～ 60% 的围生期心肌病患者中被检出阳性，2016 年 1 月欧洲心脏病学会（ESC）将 AHA 列为 DCM 早期筛查标志物。国内荟萃分析的 37 项研究（包括 2278 例 DCM 患者和 2325 名健康人群）结果显示，AHA 诊断 DCM 的敏感性和特异性分别为 0.69 和 0.88，其中抗 ANT 抗体为 0.71 和 0.94、抗 β_1AR 抗体为 0.68 和 0.86、抗 M_2R 抗体为 0.47 和 0.92、抗 MHC 抗体为 0.72 和 0.89、抗 L-CaC 抗体为 0.77 和 0.75。中国多项临床观察性研究证实，抗 L-CaC 抗体和抗 β_1AR 抗体阳性对 CHF 患者死亡和 DCM 患者猝死具有独立预测价值。

DCM 早期阶段治疗，主要是针对 DCM 病因治疗即免疫学治疗；针对心室重构进行早期药物干预。DCM 抗心肌抗体阳性患者，中国指南倡导早期病因治疗即免疫学治疗，应用药物阻止抗体（地尔硫卓、β- 受体阻滞剂）、免疫吸附抗体、免疫调节治疗（芪苈强心胶囊），可以早期防止心肌损害，保护心肌，阻止心脏扩大进程。心室重构早期药物干预包括 β 受体阻滞剂和血管紧张素转换酶抑制剂（ACEI）/ 血管紧张素受体拮抗剂（ARB），可减少心肌损伤和延缓病变发展，显著改善成年人心衰患者和 DCM 患者的预后。这些早期治疗措施可以降低 DCM 患者的病死率。

（廖玉华）

参考文献

1. 中华医学会心血管病学分会，中国心肌炎心肌病协作组 . 中国扩张型心肌病诊断和治疗指南.临床心血管病杂志,2018,34(5):421-434.

2. Bozkurt B, Colvin M, Cook J, et al. Current diagnostic and treatment strategies for specific dilated cardiomyopathies: a scientific statement from the American Heart Association. Circulation, 2016, 134 (23): e579-e646.

3. 廖玉华,汪朝晖,袁璟.急性病毒性心肌炎的诊断与分型.临床心血管病杂志,2011,27(2):81-82.

4. 中华医学会心血管病学分会精准医学学组,成人爆发性心肌炎工作组.成人爆发性心肌炎诊断与治疗中国专家共识.内科急危重症杂志,2017,45(6):443-453.

5. 中华医学会心血管学分会中国成人肥厚型心肌病诊断与治疗指南编写组.中国成人肥厚型心肌病诊断与治疗指南.中华心血管病杂志,2017,45(12):1015-1032.

二、心肌炎和心肌病的发病机制研究进展

18. 病毒性心肌炎的发病机制研究进展

病毒性心肌炎（viralmoycarditis，VMC）的发病机制主要包括病毒的直接作用及损伤和机体的免疫反应。

1）病毒的直接作用。早期研究表明在成熟 T 细胞，B 细胞敲除的免疫缺陷小鼠中，柯萨奇病毒 B（Coxsackie virus B，CVB）可以在没有宿主免疫反应的情况下直接损伤心肌。CVB 在心肌内的感染和复制是通过柯萨奇－腺病毒共受体（Coxsackie and adeno virus receptor，CAR）完成的。CVB 感染模型中，特异性敲除成人小鼠心肌内 CAR 后，病毒在心肌细胞中的复制减少，病毒引起的炎症反应减轻。CVB 可通过与心肌细胞表面表达的 CAR 结合，侵入心肌细胞进行复制，并产生蛋白酶 2A 裂

解宿主细胞蛋白，使转录启动因子4G（eIF-4G）失活，阻断心肌细胞正常DNA和蛋白质合成、破坏心肌细胞能量代谢，直接引起心肌细胞变性、坏死或凋亡。另外，肠病毒蛋白酶2A还具有切割、损伤心肌细胞主要骨架蛋白Dystrophin作用，导致心肌重构和功能障碍。病毒可以直接激活caspase系统诱导凋亡。病毒还可以利用宿主细胞的信号转导和miRNA增强病毒的复制，释放，逃逸宿主免疫，促进心肌炎的发生发展。除此之外，CVB还有重要的受体衰变加速因子（decay-accelerating factor，DAF），其促进CVB与CAR-DAF受体复合物的结合，增加CVB的感染率。

病毒毒力强、病毒基因突变、宿主易感性和环境变化是病毒逃逸先天免疫的主要原因。然而新近研究发现，CVB具有攻击宿主泛素－蛋白酶体系统（UPS）、促使病毒复制和心肌细胞损伤加剧作用。UPS是降解和清除真核细胞内无用蛋白质的重要途径，可避免正常生物体内异常自身免疫损伤。Gao等研究显示，CVB感染会干预UPS对宿主蛋白的正常降解，致使抗病毒蛋白减少，病毒复制增加；同时UPS对CVB侵入心肌细胞、潜在的病毒再激活及病毒诱导的心肌细胞凋亡等均有调控作用；应用蛋白酶体抑制剂可减轻CVB介导的心肌损害。目前有关巨细胞病毒、EB和HIV等病毒通过或利用UPS逃逸先天免疫也有报道，但是具体机制均未阐明，尚有待进一步探索。

2）机体的免疫反应。穿孔素（perforin）和颗粒酶途径是病毒感染早期（感染后 3～9 天）损伤心肌细胞的主要方式。此时被感染的心肌细胞和免疫细胞释放或表达炎症介质和粘附因子，吸引大量 NK 细胞和巨噬细胞移至受损心肌。由于被感染的心肌细胞不表达 MHCI 类分子，因此 NK 细胞可以识别这些细胞、释放 PFP 插入心肌细胞膜而产生非选择性离子通道，促使心肌细胞溶解；与此同时，颗粒酶也可以通过膜上的孔道进入心肌细胞、激活内切酶系统，导致细胞内 DNA 断裂、细胞溶解。虽然这种途径可帮助宿主清除病毒和被感染心肌细胞，但是同时也导致心肌损伤。病毒感染初期，除 NK 和巨噬细胞外，针对病毒抗原的少数以 CD8$^+$T 细胞为主的细胞毒性 T 淋巴细胞也经 PFP 途径杀伤心肌细胞，并且诱导心肌细胞凋亡。MyD88 是先天免疫中模式识别受体（PRRs）-TLR 信号途径中的一个关键编码分子，对巨噬细胞和 NK 细胞生成释放 IFN 和炎症介质，及招募 T 细胞浸润和 Th 细胞分泌各种细胞因子有重要作用。由于 MyD88 缺陷可引起树突状细胞等抗原提呈细胞功能受损，抑制 CVB 诱导的 VMC 产生，因此在某种程度上 MyD88 参与的先天免疫应答决定着继后的获得性免疫应答性质。

在病毒感染后 7～14 天，随着心肌细胞破坏、宿主自身蛋白抗原的降解和释放，T 细胞逐渐浸润心肌。此时 CD4$^+$Th$_1$，CD4$^+$Th$_2$ 和 CD8$^+$T 细胞是清除病毒和被感染心肌细胞的重要力量，但是它们对非感染细胞也有杀伤作用，因此是导致本阶段心肌损伤的主导因素。同时我们新近研究显示，一种不同于 Th$_1$ 和

Th_2 的 $CD4^+T$ 亚群——$CD4^+Th_{17}$ 细胞浸润心肌后通过局部分泌致炎性细胞因子 IL-17 促进病毒的复制、心肌炎症的发生、抗心肌自身抗体分泌和心肌纤维化，加速 VMC 的疾病进程。在 VMC 中，IL-17 表达水平与 CVB 复制正相关，应用抗 IL-17 单克隆抗体可以抑制病毒复制和心肌损伤。$CD4^+Treg$ 细胞则抑制病毒复制及心肌纤维化，改善 VMC 心肌损伤严重程度。

Th_{17} 和 Th_2 异常激活及其细胞因子（IL-17 和 IL-4）持续升高，辅助 B 细胞产生抗心肌抗体在心肌炎的发生中起到了重要的作用。病毒感染致心肌损伤，隐蔽的心肌蛋白抗原暴露，引起免疫应答，产生针对自身抗原的 AHA。我们研究发现，在 VMC 早期，AHA 主要由 Th_{17} 细胞辅助产生；在 VMC 晚期和 DCM 阶段，AHA 主要由 Th_2 细胞辅助生成。AHA 通过诱导能量代谢障碍、细胞毒性反应和心肌细胞的钙超负荷等作用促进心肌炎发生发展。

除此之外，免疫细胞分泌的炎症细胞因子在心肌炎的作用也不容忽视。病毒感染后，机体内 IFN-α/β 和 IFN-γ、TNF-α、IL-1β、IL-2、IL-4、IL-5、IL-13、IL-18、TGF-β 细胞因子先后表达，一方面抑制病毒复制、调节免疫，另一方面存在致心肌损伤效应。

（龙琦、袁璟）

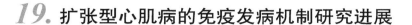

19. 扩张型心肌病的免疫发病机制研究进展

近年来认为扩张型心肌病（dilatedcardiomyopathy，DCM）的发病机制与病毒感染和自身免疫密切相关。众多临床和流行病学研究显示 VMC 可进展为 DCM。VMC 演变成 DCM 的机制至今仍不清楚，最近研究发现病毒感染直接对心肌细胞造成损伤及其诱导的自身免疫损伤在这个演变过程中发挥着重要的作用。尤其是自身免疫机制，大量研究证实自身免疫反应在 DCM 的发生发展中起着重要作用，如清除实验性 VMC 小鼠中的病毒后心肌炎仍持续存在，外周血中仍可检测出抗心肌自身抗体，并且最终演变成 DCM，这一结果表明病毒介导的自身免疫反应参与了心肌损伤，促进心肌病的进一步发展。

在临床研究中，已经证明在 DCM 患者血清中存在多种抗心肌自身抗体，如抗肌球蛋白重链自身抗体（MHC）、抗腺嘌呤核苷酸（ADP/ATP）转运体自身抗体（ANT）、抗 β1 肾上腺能受体自身抗体（β1）、抗毒蕈碱胆碱能受体 2 自身抗体（M_2）、抗 L 型钙通道自身抗体等；其通过诱导能量代谢障碍、细胞毒性反应和心肌细胞的钙超负荷等作用促进心肌炎及其后的心肌病的发生发展。Baba 等通过结合间接免疫荧光抗体、免疫印迹和酶联免疫吸附测定等方法检测 DCM 患者血清中的各种抗心肌抗体，发现其阳性率高达 85%。并且大量实验和临床研究均显示这些抗体介导的心肌损伤是 VMC 演变成 DCM 的重要机制，如抗 ADP/

ATP 载体抗体干扰了线粒体 ADP/ATP 载体核苷酸的转运功能，从而干扰心肌细胞能量代谢。Daniel 等研究发现抗 β1 自身抗体使心肌细胞上 β1 肾上腺能受体处于高亲和力激活状态并且激活依赖 cAMP 蛋白激酶 A 信号通路，导致细胞内钙暂时性增加和心肌收缩力增强，并且 β1 自身抗体持续激活 $β_1$- 肾上腺能受体引起半胱天冬酶 -3 活化，从而导致心肌细胞死亡，同时也有研究报道抗毒蕈碱 M2 胆碱能受体自身抗体介导心肌损伤，在猪的心肌细胞中抗毒蕈碱 M2 胆碱能受体自身抗体结合毒蕈碱 M2 胆碱能受体能抑制异丙肾上腺诱导的 L- 型钙电流的增加和阻止动作电位的延长，更重要的是该自身抗体也是房颤发生的一个预测因子。廖玉华等发现抗 L 型钙通道自身抗体导致 DCM 患者室早和室性心动过速显著增加，长期随访引起患者猝死率显著增加，临床试验发现应用地尔硫卓治疗科降低 DCM 患者的病死率和减少再住院率。发现此外，研究发现通过减少循环中自身抗体的免疫吸附治疗能改善 DCM 患者的血流动力学和提高左室功能，这进一步证实这些自身抗体及其相关免疫机制在 DCM 发展中发挥着重要作用。因此，如何有效干预 VMC 的自身免疫过程是防止进展为 DCM 的重要措施。

之前的研究认为体液免疫反应中的抗体是在 Th_2 细胞辅助下由 B 细胞产生的。然而，最近有研究表明在 IL-4$^{-/-}$ 或 Teb$^{-/-}$IL-4$^{-/-}$ 小鼠内通过 MHC 肽免疫诱导抗 MHC 自身抗体的产生及建立实验性自身免疫性心肌炎。这一结果认为仅 Th_2 细胞仍不足于解释自身免疫性心肌炎 B 细胞介导自身抗体产生的机制，其他 Th 细胞也可能参与其中。Th_{17} 细胞是独立于 Th_1 和 Th_2 细胞，新鉴定可分泌 IL-17 的另一类 $CD4^+$ 效应性 T 细胞，其与 Th_1 细胞共同参与心肌炎患者的炎症反应。笔者研究发现 Th_{17} 细胞在急性 VMC 患者的体液免疫中起着重要作用；急性 VMC 患者外周血 Th_{17} 和 Th_1 细胞显著增加，而不是 Th_2 细胞；但当急性 VMC 进展为 DCM 时，其外周血 Th_2 和 Th_1 细胞显著增加，而不是 Th_{17} 细胞。这些结果表明在病毒感染的不同阶段，介导心肌炎症反应的免疫细胞发生变化。该实验小组还发现通过中和 IL-17 还可抑制抗 ANT 自身抗体的产生，认为 Th_{17} 产生的 IL-17 调节柯萨奇病毒 B3 诱导的急性 VMC 的抗病毒免疫和自身免疫的平衡，且 IL-17 可能为急性 VMC 新的治疗靶点。

在正常机体，免疫系统通过维持外来抗原的反应性和自身耐受的平衡来保持体内免疫稳态。当机体的自身免疫耐受系统遭到破坏时，可以导致自身免疫性疾病的发生。机体自身免疫耐受通过中枢阴性选择和外周的克隆无能，克隆忽视及调节性 T 细胞发挥主动免疫抑制作用维持，尤其是调节性 T 细胞发挥的免疫抑制是机体维持自身免疫耐受的重要机制，并且是机体免疫耐受机制中唯一能够以主动方式抑制免疫反应的机制。体内 $CD4^+CD25^+FOXP3^+Treg$ 细胞的数量缺乏和 / 或功能障碍对自身免疫性疾病具有易感性的观点已逐渐被认可。在 DCM 动物模型中，Huber 等通过在心肌肌球蛋白启动子下表达肿瘤坏死因子转基因小鼠（TNF1.6 小鼠）模型研究发现，H310A1 病毒感染 TNF1.6 小鼠可以减小已扩张的心脏和心肌炎症，这一机制是通过病毒诱导活化 CD4$^+$CD25$^+$Foxp3$^+$T 细胞抑制自身免疫反应而实现的。并且在我们的肌球蛋白诱导自身免疫性心肌炎（EAM）大鼠模型研究中，发现 CD28 超激动剂对 EAM 有一定的干预和治疗作用，其机制可能与其上调 Foxp3 的表达，诱导 CD4$^+$CD25$^+$Treg 增殖与活化，从而调节机体免疫反应减轻自身免疫性心肌炎大鼠心脏损害有关。在临床研究中，我们同时也证明 DCM 患者外周血中 CD4$^+$CD25$^+$T 细胞在 CD4$^+$T 细胞中的百分比与正常对照组相比明显下降，并且 DCM 体内 PBMCs 表达的 FOXP3mRNA 和蛋白水平均明显下降，更有意义的是，研究发现 DCM 患者体内的 CD4$^+$CD25^{high}CD127$^{low/}$T 细胞抑制同源 CD4$^+$CD25 T 细胞增殖的功能并没有缺陷，而是 CD4$^+$CD25 T（Tresp）细胞抵抗 Treg 细胞的抑制效应。因此，如果能有效地提高 Tresp 细胞对 Treg 细胞的抑制作用的敏感性和增加 Treg 细胞数量等可能会减缓 DCM 的进一步发展。

本课题组最新研究发现 miRNA-185 可以与 B 细胞的靶分子 EphB2 的 3'UTR 结合，调节 B 细胞上 EphB2 表达。接着，我们利用 miRNA-185 模拟物和抑制剂转染 B 细胞进一步证实 miRNA-185 可以抑制 EphB2 表达，从而抑制 B 细胞活化。在 VMC 演变 DCM 的患者中，若 miRNA-185 水平若高于正常人群，则其 B 细胞分泌的 TNF-α 及抗心肌抗体水平低，随访 1 年的预后（射血分数、左室大小、心功能及心衰再住院率等）较好，这提示 miRNA-185 可以通过 EphB2 抑制 B 细胞活化，抑制心肌纤维化从而改善心功能。

尽管 DCM 的发病机制复杂且至今仍未完全阐明，但许多研究已经充分证明其发病机制与自身免疫密切相关。因此，如何维持自身免疫平衡及重建免疫稳态将成为有效防治 DCM 的关键，同时也是目前研究急性 VMC 转变成 DCM 的热点。

（龙琦、廖玉华）

20. 扩张型心肌病的分子遗传

二代测序技术（Next Generation Sequencing，NGS）是近年出现的一项革命性的测序技术，彻底摆脱了传统测序通量低，价效比适中。一些平台已经建立商业化心脏 NGS 检测设备，用于公共平台检测家族性 DCM 的基因。DCM 仍然归类于许多基因相关病理学和不同遗传方式的复合疾病，FDCM 的主要遗传标志物见表 1。

表 1　FDCM 的主要相关基因频率

基因	定位	蛋白	频率 /%
TTN	Sarcomere	Titin	25 ～ 30
LMNA	Nucleus	LaminA/C	10 ～ 15
MYH7	Sarcomere	β-Myosinheavychain	5 ～ 10

续表

基因	定位	蛋白	频率 /%
MYH6	Sarcomere	α-Myosinheavychain	5 ～ 10
TNNT2	Sarcomere	CardiactroponinT	5 ～ 10
ACTC1	Sarcomere	Cardiacactin	5 ～ 10
BAG3	Co-chaperones	Athanogene3	1 ～ 5
DSP	Desmosome	Desmoplakin	1 ～ 5
MYBPC3	Sarcomere	Myosin-bindingproteinC	1 ～ 5
RBM20	RegulatorofmRNAsplicing	RNA-bindingprotein20	1 ～ 5
SCN5A	IonChannel	Sodiumchannel	1 ～ 5
TPM1	Sarcomere	α-Tropomyosin	1 ～ 5

未列入频率＜ 1% 的基因。

（龙琦、廖玉华）

21. 心室肌致密化不全是怎么形成的

正常胚胎发育的第 1 个月，心脏冠状动脉循环形成前，胚胎心肌是由海绵状心肌组成，心腔的血液通过其间的小梁隐窝供应相应区域的心肌。而在胚胎发育的第 2 个月，小梁隐窝逐渐转变为毛细血管成为冠状动脉微循环系统，心室肌逐渐致密化，自此之后，小梁间的剩余空隙消失。此过程的顺序是从心外膜到心内膜，从心脏基底部到心尖部。目前，大多数观点认为，心肌致密化不全是胚胎时期心肌致密化不全过程停止所致。遗传学调查发现，左室心肌致密化不全有明显的家族遗传倾向，以常染色体显性遗传（成人）为主，有时也表现为 X 连锁遗传和线粒体遗传（儿童），12%～50% 的心肌致密化不全患者有家族史。*TAZ/DTNA/ACTC/MYH7/TNNT2/MYBPC3/FKBP-12* 等基因被证实与心肌致密化不全有关。

（龙琦）

22. 酒精怎么引起扩张型心肌病

酒精性心肌病是指长期大量饮酒导致的心脏扩大，心律失常和充血性心力衰竭为特征的心肌病变。酒精的代谢场所主要是肝脏，经过代谢酶的参与后产生乙醛，乙醛经过乙醛脱氢酶生成一算进入线粒体参与三羧酸循环。同时也有少量的乙醇参与脂质代谢，产生脂肪酸乙醇酯等。乙醇及其代谢产物可以导致心肌细胞能量代谢障碍，肥大、坏死及凋亡和心肌间质纤维化。主要涉及到一下几个方面：

1）神经体液系统紊乱。长期酒精摄入激活交感神经系统和肾素－血管紧张素－醛固酮系统，导致去甲肾上腺素、血管紧张素 II（AngII）等激素含量增加。长期高水平的去甲肾上腺素对心肌造成负面影响，如毒性效应、凋亡及心室重构。AngII 激活 NADPH 氧化酶和黄嘌呤氧化酶，促进氧自由基生成，上调凋亡基因，下调抑制凋亡基因蛋白表达，导致心肌细胞凋亡，进而发生心肌重塑影响心肌细胞收缩功能。

2）酒精对细胞及细胞器的直接损害。乙醇可以破坏心肌细胞膜的完整性，使心肌细胞膜通透性增加，影响细胞内外 K^+、Mg^{2+}、Ca^{2+} 的内流和外流，导致膜电位失控，也可以使三羧酸循环中间一些酶如乳酸脱氢酶、谷草转氨酶等从心肌中逸出，干扰心肌细胞的脂肪代谢，使甘油三酯在心肌细胞中堆积，造成心肌不可逆的损伤，导致心肌细胞坏死或凋亡。乙醛作为乙醇的中间代谢产物，被证实可以直接损害心肌的收缩功能，破坏心肌兴奋收缩偶联，促进氧化损伤或脂质过氧化。慢性酒精摄入可以上调氧化应激相关酶 CYP2E1 的表达增加，导致超氧阴离子增加，引起细胞功能障碍及凋亡。乙醇及其代谢产物也可以影响细胞器功能，导致线粒体结构和功能失调，能量供应障碍，肌浆网功能障碍，导致心肌细胞兴奋收缩偶联障碍，继而引发心肌收缩功能下降。

3）影响细胞信号传导。① AMP 激活的蛋白激酶（AMPK）信号通路。AMPK 信号通路在细胞代谢中发挥多种功能，其既可以促进糖、脂的代谢，降低血糖、血脂、增加胰岛素敏感性及改善胰岛素抵抗，也可以抑制蛋白质合成发挥胰岛素作用。AMPK 通过细胞增强因子 2（MEF2）调控 GLUT4 的表达，参与心肌细胞代谢和维持能量平衡。而慢性酒精摄入可以抑制 AMPK 信号通路相关分子的活性，导致心肌能量代谢障碍。②丝裂素活化蛋白激酶（MAPK）通路。一般情况下，血管紧张素 II 与相应的膜蛋白结合，激活下游 Raf/MEK/ERK 通路，参与调控细胞核内基因转录的过程，并诱导 *c-fos* 表达，参与心肌细胞的肥大效应。MARK 信号通路中 MEK-ERK 可以保护心肌对抗凋亡，但是以心肌肥大为代价的。长期酒精摄入激活 RAAS 系统，导致心肌细胞肥大甚至凋亡，导致心室重构。③过氧化物酶体增殖物激活受体（PPAR）。PPAR 是一类配体依赖的和转录因子，可分为 α，β 和 γ 三种类型，其中 PPARγ 主要与脂肪细胞分化，机体免疫和胰岛素抵抗相关。PPARα 和 PPARγ 是调控脂肪酸代谢和影响心室重构的重要因素。酒精的直接和间接作用影响了心肌以脂肪酸氧化的能量利用过程，干扰心肌能量代谢。

4）营养缺乏。长期饮酒可以导致 B 族维生素及叶酸不足造成硫胺素的缺乏，导致心肌细胞代谢紊乱，也是引起心肌病变的重要因素。乙醇及其相关代谢产物还通过影响自噬，降低肌纤维的 ATP 酶活性，降低肌纤维钙敏感性等途径导致心肌病。

（龙琦）

23. 妊娠怎么引起扩张型心肌病

围生期心肌病发病机制复杂，可能与病毒感染、炎症、自身免疫、凋亡、内皮功能损伤、氧化应激、基因变异等有关。人种、高龄、经产、多胎生产、高血压、先兆子痫等因素参与了疾病的发生发展。①病毒感染。妊娠期心肌对病毒的易感性增加，在围生期心肌病患者心肌标本中可检出病毒，如细胞病毒 B19/

EB 病毒 / 巨细胞病毒等。病毒感染可能是触发为围生期心肌病的始动机制。②自身免疫反应。多数学者认为妊娠期心肌病是与妊娠相关的自身免疫性疾病，在遗传与免疫等特殊环境改变下易发生围生期心肌病。在一些患者的血浆中淋巴细胞比例增高，且部分患者应用免疫治疗有效；③血流动力学异常。怀孕末期心输出量及血容量增加，造成可逆的心室肥大甚至扩大以满足胎儿需求，产后子宫收缩，盆腔及下腔静脉回流剧增，导致心脏容量负荷增加。一方面，妊娠高血压患者全身小动脉出现痉挛，心脏后负荷增加；另有一方面，冠脉痉挛时可导致心肌供血不足，最终影响心脏泵血功能。④泌乳素及泌乳素组织蛋白酶 D。围生期心肌病与氧化应激、泌乳素及泌乳素组织蛋白酶 D 密切相关。泌乳素在组织蛋白酶 D 条件下裂解为 16kd 泌乳素片段，该片段可以抑制内皮增生，促进血管收缩，影响心肌功能，促进细胞凋亡。在实验中，抑制泌乳素分泌可以阻止围生期心肌病发生。⑤基因异常。有部分报道提示围生期心肌病有家族聚集性，部分患者的女性亲属也诊断为围生期心肌病。但也不排除部分患者本身即为家族性 DCM，只是首次于妊娠期发现病诊断。⑥其他因素，如营养摄入不足，抵抗力下降，都可能成为诱发或加重围生期心肌病的因素。⑦围生期心肌病患者血清抗心肌抗体检测率达41%，与自身免疫反应有关。《中国 DCM 诊断和治疗指南》推荐对围生期心肌病患者检测血清嗜心肌病毒和抗心肌抗体。

（龙琦、廖玉华）

24. 心动过速怎么引起扩张型心肌病

心动过速性心肌病又称为心动过速诱导的心肌病，因长期持续性或反复发作的快速性心律失常导致的类似 DCM 的心肌疾病，以快速型房颤最为常见。其发病原因尚未明确，一部分可能与基因变异有关，如 ACE（DD 型）基因多态性缺陷人群易发生心动过速心肌病。心动过速引起的血流动力学、组织细胞学、神经内分泌系统、离子通道改变促进心肌重构和心衰的发生发展。①血流动力学影响：持续性快速心律失常可能导致左右心室每搏输出量明显降低，左心室舒张期充盈压力增加，左右心房压力显著增加，动脉血压和射血分数下降，循环压力增加，心脏瓣膜返流加重，心腔扩大逐渐发展为心力衰竭。②组织细胞受累：心肌能量耗竭，能量利用障碍，心肌组织血流量下降，局部缺氧，心肌细胞凋亡增加，受损的心肌细胞显微结构发改变，细胞伸长肥大，空泡变性，肌小节异常，肌纤维排列紊乱，线粒体在闰盘附近定位异常，线粒体的分布异常影响 ATP 的产生，导致兴奋－收缩偶联异常，心肌细胞收缩不同步，收缩功能进一步下降。③神经体液系统改变：心动过速时，交感神经兴奋，激活肾素－血管紧张素－醛固酮系统（RAAS），引起水钠潴留，心脏前负荷及室壁张力增加，发生重塑，最终导致心力衰竭。同时快速心动过速可使 β 受体密度下降，心肌细胞反应性降低，收缩力减弱，心排出量减少，导致心功能不全，甚至发展为不可逆的心力衰竭。④离子通道的改变：心肌纤维膜上的 Ca^{2+}-ATP 酶、Na^+-K^+-ATP 酶及肌浆网 Ca^{2+}-ATP 转移酶等离子通道活性改变，导致心肌对容量负荷的反应和对各种正性肌力作用的刺激反应能力降低。离子通道异常也能使心肌细胞动作电位时程延长，从而导致复极异常，这些最终导致心肌收缩功能损害。

（龙琦）

25. 心肌缺血怎么引起缺血性心肌病

心肌能量代谢主要源于葡萄糖及脂肪酸氧化代谢形成的高能磷酸化合物，在线粒体中经过氧化代谢产生的。当心肌缺血的时候，糖酵解是心肌获取能量的主要方式。一方面，糖酵解可以暂时供应缺血心肌的能量代谢，另一个方面糖酵解代谢产物乳酸的局部堆积可能导致心肌细胞出现酸中毒，对钙敏感性降低，导致心肌细胞凋亡或死亡。成人的心肌缺乏再生能力，缺血心肌细胞急性死亡及基质被破坏后释放出 DAMPs 激活 TLR 信号通路，启动机体先天免疫系统，介导炎性反应。补体系统激活和活性氧生成也加剧了炎症反应的产生。相关免疫细胞如巨噬细胞，中性粒细胞，T 细胞等被趋化因子吸引浸润心肌，清除坏死细胞，细胞外基质碎片。除此之外，这些细胞分泌相应细胞因子募集和激活以肌成纤维细胞和血管细胞为主的细胞分泌大量细胞外基质蛋白修复心肌，从而保证心室腔的完整性。梗死区持续性、过度地增生炎症与修复反应加剧了心肌的损伤和功能失调。

心肌缺血后，部分心肌细胞坏死丧失收缩能力，心室节段和整体收缩舒张功能降低，导致心排出量减少，继而启动交感神经兴奋系统、肾素－血管紧张素－醛固酮系统，Frank-Starling 等代偿机制，为了维持心排出量，坏死的心肌愈合过程中，非坏死区心室肌可代偿性肥大，室壁扩张，舒张末期容积恢复已降低的心搏量和心排血量，降低左心室舒张末期压力。这种适应性肥厚虽然能够一部分代偿梗死所致的心功能障碍，但是缺少按比例生长的毛细血管网，引起弥漫性的损伤和纤维化，导致心室进一步扩张，心脏整体功能障碍最终发生心力衰竭。心肌细胞坏死、残留心肌的肥大纤维化或瘢痕形成，及胶原沉积增加可导致室壁张力增加及室壁僵硬度异常、心脏扩大及心力衰竭。

（龙琦）

26. 克山病的发病机制

克山病是一种病因未明的心肌病，最早发现于我国黑龙江省克山县，其发病机制可能与地球化学因素（低硒、低钙和蛋白质不足等）和生物因素（病毒感染，真菌中毒等）有关。

1）地球化学因素。该理论认为克山病的病因存在于病区水土之中，通过食物链作用于人体，导致氨基酸、维生素和微量元素缺乏或失衡，引起心肌损害而致病。

①内外环境低硒：内外环境低硒与克山病的发生密切相关，导致人体抗氧化能力和免疫力下降。②维生素 E 缺乏：近年来发现，维生素 E 各组分中抗氧化作用最强的 α- 生育酚在病区粮中的含量普遍低于非病区，从而降低机体的抗氧化能力。③蛋白质和氨基酸：病区居民动物性和植物性蛋白质的摄入量和病区粮食中必需氨基酸含量明显低于非病区，导致机体抗氧化能力下降。④膳食高锰：既往研究表明，多数低硒地区，内外环境存在相对高锰。缺硒与富锰相互影响，可进一步降低心肌的抗氧化能力，加重心肌损害。⑤膳食低钙：低钙可加重低硒导致的心肌坏死，在克山病复合致病因素中具有重要作用。

2）生物因素。①肠道病毒：从克山病患者血液和死者心肌组织及其他脏器中可分离出多种病毒如柯萨奇病毒、埃可病毒和腺病毒等。大部分克山病患者有新近发生的肠道病毒感染。同时，在低地球化学因素影响下良性柯萨奇病毒也可能发生表型转变成为致病病毒损伤心肌。②串珠镰刀菌素：有人从病区粮中提取出串珠镰刀菌素，并推测粮食污染串珠镰刀菌素为克山病病因。

（余淼）

27. 肥厚型心肌病的分子遗传

绝大部分 HCM 呈常染色体显性遗传，大约 60% 的成年

HCM 患者可检测到明确的致病基因突变，目前分子遗传学研究已发现至少 24 个致病基因与 HCM 的发病有关（*MYL3*、*TPM1*、*TNNI3*、*TNNT2*、*MYH7* 和 *MYBPC3* 等），这些基因编码粗肌丝、细肌丝、Z 盘或钙调节蛋白，其中 40% ～ 60% 为编码肌小节结构蛋白的基因突变。

另外，有 5% ～ 10%HCM 是由其他遗传性疾病引起，包括先天性代谢性疾病（如糖原蓄积病、肉碱代谢疾病、溶酶体贮积病），神经肌肉疾病（如 Friedreich 共济失调），线粒体疾病，畸形综合征，系统性淀粉样变等，这类疾病也有其对应的致病基因，临床罕见或少见。廖玉华认为先天性代谢性疾病累及心肌所致心肌增厚，不应该归类于 HCM。

（余淼、廖玉华）

28. 限制型心肌病的病因类型

RCM 是以限制性舒张功能障碍为主要特征的心肌病，心肌纤维变性、心肌浸润或心内膜心肌瘢痕是 RCM 的主要原因。

RCM 的病因分类：

1）特发性 RCM：病因不明，编码心脏肌节蛋白的基因突变可能是特发性 RCM 的重要原因。

2）继发性 RCM：全身因素累及心肌，包括①浸润性心肌病，指心肌细胞间异常物质沉积，如淀粉样变、结节病、血色病、肉瘤样病和恶性肿瘤转移等。②贮积性心肌病，指心肌细胞内贮积异常物质，如血色素沉着病和 Fabry 病等。③心内膜心肌疾病，心内膜纤维化、嗜酸细胞性心内膜炎、心内膜纤维弹力增生症、及心内膜心肌同时受损（放射线或药物）等均可以导致 RCM。

（余森）

29. 右室心肌病的发病机制

致心律失常性右室心肌病是一种原因不明的心肌疾病，病变主要累及右心室，以右心室心肌不同程度地被脂肪或纤维脂肪组织代替为特征。其发病机制有：①个体发育异常学说，该学说认为右室心肌病心肌缺损是右心室先天性发育不良所致，形态学上呈羊皮纸样外观。②退变或变性学说，该学说认为右心室心肌缺损是由于代谢或超微结构缺陷导致的进行性心肌细胞变性坏死的结果。③炎症学说，该学说认为心肌被脂肪组织代替是慢性心肌炎引起的炎症、坏死和修复过程演进的结果，其发病机制可能与感染和免疫反应有关。④凋亡学说，该学说认为右室心肌细胞坏死可能是一种由遗传决定的程序性细胞凋亡，可导致心肌细胞进行性丧失而被纤维脂肪组织代替。

（余森）

30. 继发性心肌病的发病机制概述

继发性心肌病是系统性疾病累及的心肌病变，为全身性疾病的一个组成部分，常常有明确的病因，可以针对其原发疾病进行防治。我国常见继发性心肌病类型和发病机制：①自身免疫性心肌病，具有系统性红斑狼疮、胶原血管病或白塞氏病等证据。②代谢内分泌性和营养性疾病继发的心肌病，具有嗜铬细胞瘤、甲状腺疾病、肉毒碱代谢紊乱或微量元素（如硒）缺乏导致心肌病等证据。③神经肌肉疾病并发心肌病，遗传性共济失调、肌强直性肌营养不良、Duchenne 肌营养不良、多发性肌炎、周期性麻痹、重症肌无力、肌萎缩性侧索硬化症等。④其他器官疾病并发心肌病，如尿毒症性心肌病、贫血性心肌病或淋巴瘤浸润性心肌病。

（余森）

31. 巨细胞性心肌炎是巨细胞病毒感染所致吗？

巨细胞性心肌炎（giantcell myocarditis）是一种罕见的进行性进展的心肌疾病，其发病机制可能与自身免疫反应相关，而并非是由巨细胞病毒感染所诱发的心肌炎。20% 患者合并溃疡性结肠炎和甲状腺炎的其他自身免疫性疾病。也有少许报道发现单纯疱疹病毒、柯萨奇病毒 B2、微小病毒 B19 等均可诱发巨细胞性心肌炎。巨细胞性心肌炎病变特点是心肌内有局灶性坏死及肉芽肿形成，周围多种免疫细胞浸润，混有许多异物型或 Langhans 型多核巨细胞。该病病程发展迅速且较为恶性，预后极差。

（余淼）

32. 嗜酸粒细胞性心肌炎发病机制

嗜酸粒细胞性心肌炎是一种罕见的由嗜酸性细胞浸润导致的弥漫性或局灶性心肌炎。嗜酸粒细胞性心肌炎的病因包括嗜酸粒细胞增多症、吕弗勒氏心内膜炎和热带心肌心内膜纤维化。药物过敏被认为是最常见的原因。嗜酸性粒细胞增多通常是继发于一系列病原菌的影响，而异烟肼、利福平和吡嗪酰胺等结核药物的使用也与之有关。嗜酸粒细胞性心肌炎发病机制主要包括各种原因导致嗜酸性粒细胞活化脱颗粒释放各种化合物，尤其是嗜酸性阳离子蛋白和主要基本蛋白，导致心肌细胞线粒体功能障碍引发心肌损伤及心内膜坏死。

（余淼）

33. 心脏移植术后排斥反应性心肌炎分类及发病机制

心脏移植术后排斥反应性心肌炎并不是一种疾病，而是心脏移植术后的一种并发症。心脏移植后，根据心脏移植物排斥反应发生的机制、时间和临床表现，可将其分为超急性排斥反应、急性排斥反应和慢性排斥反应 3 种。①超急性排斥反应：

这种反应是受体对移植物的一种迅速而强烈的排斥现象，可在受体与供体间建立起血液循环后数分钟至 24 小时内发生。主要表现为心脏恢复循环后，立即出现复跳困难。主要机制与补体的异常激活有关。②急性排斥反应：多发生在术后 6 个月内，2～10 周发生率最高。轻度和中度急性排斥反应，患者多无症状和体征。重度排斥反应患者可出现心力衰竭症状和体征。其发病机制与 T 淋巴细胞浸润心肌、炎性细胞因子释放和缺血再灌注损伤有关。③慢性排斥反应：慢性排斥反应多发生在移植手术 1 年后，无典型症状和体征，与心肌间质淋巴细胞和巨噬细胞等浸润导致心肌纤维化有关。同时，也与炎症诱导血管平滑肌细胞增殖，导致冠状动脉管腔狭窄甚至闭塞，进而产生心肌缺血损伤有关。

（余淼）

34. 应激性心肌病发病机制

应激性心肌病（stress cardiomyopathy，SCM）由日本学者 Sato 等于 1990 年首次报道，该病是一种以短暂的左心室收缩功能障碍为特征的急性可逆性心肌病，因发病时心脏形态与日本捕章鱼的鱼篓相似，故也被称为 Takotsubo 综合征。2006 年美国心脏病协会（AHA）将其归类为原发性心肌病中的获得性心肌病。应激性心肌病的诱因、症状和临床表现与急性心肌梗死极为相似，但冠状动脉造影常无明显狭窄病变，因此初诊为急性心肌梗死的患者中有 2% ～ 3% 为应激性心肌病，易被误诊。应激性心肌病的发病机制目前尚不明确，可能与以下几种机制有关：交感神经过度兴奋诱发儿茶酚胺的毒性作用、心肌顿抑、雌激素缺乏、冠状动脉血管结构异常、基因突变和遗传易感性等。其中，目前最被认可的机制是交感神经过度兴奋导致儿茶酚胺的心脏毒性作用。

（余淼）

参考文献

1. Chow LH，Beisel KW，McManus BM. Enteroviral infection of mice with severe combined immunodeficiency. Evidence for direct viral pathogenesis of myocardial injury. Lab Invest，1992，66（1）：24-31.

2. Feng Q，Langereis MA，Lork M，et al. Enterovirus 2Apro targets MDA5 and MAVS in infected cells. J Virol，2014，88（6）：3369-3378.

3. Fung G，Luo H，Qiu Y，et al. Myocarditis. Circ Res，2016，118（3）：496-514.

4. Coyne CB，Bergelson JM. Virus-induced Abl and Fyn kinase signals permit coxsackievirus entry through epithelial tight junctions. Cell，2006，124（1）：119-131.

5. Gao G，Zhang J，Si X，et al. Proteasome inhibition attenuates coxsackievirus-

induced myocardial damage in mice. Am J Physiol Heart Circ Physiol, 2008, 295 (1): 401-408.

6. 袁璟, 汪朝晖, 廖玉华. 从病毒性心肌炎演变为扩张型心肌病: 病毒的作用. 临床心血管病杂志, 2012, 28 (2): 81-82.

7. Koike H, Kanda T, Sumino H, et al. Reduction of viral myocarditis in mice lacking perforin. Res Commun Mol Pathol Pharmacol, 2001, 110 (3-4): 229-237.

8. Marty RR, Dirnhofer S, Mauermann N, et al. MyD88 signaling controls autoimmune myocarditis induction. Circulation, 2006, 113 (2): 258-265.

9. Zhao L, Fu Z. Roles of host immunity in viral myocarditis and dilated cardiomyopathy. J Immunol Res, 2018, 2018: 5301548.

10. Yuan J, Cao AL, Yu M, et al. Th17 cells facilitate the humoral immune response in patients with acute viral myocarditis. J Clin Immunol, 2010, 30 (2): 226-234.

11. Yuan J, Yu M, Lin QW, et al. Neutralization of IL-17 inhibits the production of anti-ANT autoantibodies in CVB3-induced acute viral myocarditis. Int Immunopharmacol, 2010, 10 (3): 272-276.

12. Yuan J, Yu M, Lin QW, et al. Th17 cells contribute to viral replication in coxsackievirus B3-induced acute viral myocarditis. J Immunol, 2010, 185 (7): 4004-4010.

13. Meng X, Yang J, Dong M, et al. Regulatory T cells in cardiovascular diseases. Nat Rev Cardiol, 2016, 13 (3): 167-179.

14. Corsten MF, Schroen B, Heymans S. Inflammation in viral myocarditis:

friend or foe？ Trends Mol Med，2012，18（7）：426-437.

15. Figulla HR. Transformation of myocarditis and inflammatory cardiomyopathy to idiopathic dilated cardiomyopathy: facts and fiction. Med Microbiol Immunol，2004，193（2-3）：61-64.

16. 谷晓莹，余淼，廖玉华，等. 抗心肌抗体对中国扩张型心肌病诊断价值的 Meta 分析. 临床心血管病杂志，2016，32（10）：1030-1038.

17. Yu M，Liang W，Wen S，et al. EphB2 contributes to human naive B-cell activation and is regulated by miR-185. FASEB J，2014，28（8）：3609-3617.

18. Yu M，Liang W，Xie Y，et al. Circulating miR-185 might be a novel biomarker for clinical outcome in patients with dilated cardiomyopathy. Sci Rep，2016，6：33580.

19. 汪朝晖，袁璟，廖玉华. 扩张型心肌病自身免疫机制新进展. 临床心血管病杂志，2011，（2）：83-84.

20. Pérez-Serra A，Toro R，Sarquella-Brugada G，et al. Genetic basis of dilated cardiomyopathy. Int J Cardiol，2016，224：461-472.

21. Hussein A，Karimianpour A，Collier P，et al. Isolated Noncompaction of the Left Ventricle in Adults. J Am Coll Cardiol，2015，66（5）：578-585.

22. 刘欣，刘文玲. 左心室心肌致密化不全心肌病研究进展. 中国循环杂志，2016，31（2）：198-200.

23. Zhang RH，Gao JY，Guo HT，et al. Inhibition of CYP2E1 attenuates chronic alcohol intake-induced myocardial contractile dysfunction and apoptosis. Biochim Biophys Acta，2013，1832（1）：128-141.

24. Chen L，Wang F，Sun X，et al. Chronic ethanol feeding impairs AMPK and MEF2 expression and is associated with GLUT4 decrease in rat myocardium. Exp Mol Med，2010，42（3）：205-215.

25. Piano MR，Phillips SA. Alcoholic cardiomyopathy：pathophysiologic insights. Cardiovasc Toxicol，2014，14（4）：291-308.

26. 王有鹏，陈杭. 围产期心肌病的研究进展. 心脑血管病防治，2014，14（6）：502-505.

27. Shah T，Ather S，Bavishi C，et al. Peripartum cardiomyopathy：a contemporary review. Methodist Debakey Cardiovasc J，2013，9（1）：38-43.

28. Sliwa K，Forster O，Tibazarwa K，et al. Long-term outcome of peripartum cardiomyopathy in a population with high seropositivity for human immunodeficiency virus. Int J Cardiol，2011，147（2）：202-208.

29. Ansari AA，Fett JD，Carraway RE，et al. Autoimmune mechanisms as the basis for human peripartum cardiomyopathy. Clin Rev Allergy Immunol，2002，23（3）：301-324.

30. Hilfiker-Kleiner D，Kaminski K，Podewski E，et al. A cathepsin D-cleaved 16 kDa form of prolactin mediates postpartum cardiomyopathy. Cell，2007，128（3）：589-600.

31. Van Spaendonck-Zwarts KY，van Tintelen JP，van Veldhuisen DJ，et al. Peripartum cardiomyopathy as a part of familial dilated cardiomyopathy. Circulation，2010，121（20）：2169-2175.

32. Deshmukh PM，Krishnamani R，Romanyshyn M，et al. Association of

中国医学临床百家

angiotensin converting enzyme gene polymorphism with tachycardia cardiomyopathy. Int J Mol Med, 2004, 13 (3): 455-458.

33. Mueller KAL, Heinzmann D, Klingel K, et al. Histopathological and Immunological Characteristics of Tachycardia-Induced Cardiomyopathy. J Am Coll Cardiol, 2017, 69 (17): 2160-2172.

34. Frangogiannis NG. The inflammatory response in myocardial injury, repair, and remodelling. Nat Rev Cardiol, 2014, 11 (5): 255-265.

35. Sun Y. Intracardiac renin-angiotensin system and myocardial repair/remodeling following infarction. J Mol Cell Cardiol, 2010, 48 (3): 483-489.

36. Frangogiannis NG. Pathophysiology of Myocardial Infarction. Compr Physiol, 2015, 5 (4): 1841-1875.

37. Elliott PM, Anastasakis A, Borger MA, et al. 2014 ESC Guidelines on diagnosis and management of hypertrophic cardiomyopathy: the Task Force for the Diagnosis and Management of Hypertrophic Cardiomyopathy of the European Society of Cardiology (ESC). Eur Heart J, 2014, 35 (39): 2733-2779.

38. 中华医学会心血管病学分会，中华心血管病杂志编辑委员会，中国心肌病诊断与治疗建议工作组. 心肌病诊断与治疗建议. 中华心血管病杂志，2007, 35 (1): 5-16.

39. 中华医学会心血管病学分会，中国心肌炎心肌病协作组. 中国扩张型心肌病诊断和治疗指南. 临床心血管病杂志，2018, 34 (5): 421-434.

40. Maleszewski JJ, Orellana VM, Hodge DO, et al. Long-term risk of recurrence, morbidity and mortality in giant cell myocarditis. Am J Cardiol, 2015, 115

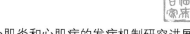

（12）：1733-1738.

41. Caforio AL，Pankuweit S，Arbustini E，et al. Current state of knowledge on aetiology，diagnosis，management，and therapy of myocarditis：a position statement of the European Society of Cardiology Working Group on Myocardial and Pericardial Diseases. Eur Heart J，2013，34（33）：2636-2648.

42. Y-Hassan S，De Palma R. Contemporary review on the pathogenesis of takotsubo syndrome：the heart shedding tears：Norepinephrine churn and foam at the cardiac sympathetic nerve terminals. Int J Cardiol，2017，228：528-536.

三、心肌炎和心肌病的诊断进展

35. 病毒性心肌炎的诊断标准

1）病史和体征：在上呼吸道感染、腹泻等病毒感染症状后的 1 ～ 3 周内出现的心脏表现，如出现不能一般原因解释的感染后严重乏力、胸闷、头昏、心音减弱、奔马律、心包摩擦音、心界扩大、重现性心衰或阿斯综合征等。

2）上述感染内新出现的心律失常或心电图改变：①窦性心动过速、房室传导阻滞、窦房传导阻滞或束支传导阻滞。②多源、成对室性期前收缩，自主性房性或交界性心动过速，室性心动过速、房扑房颤、室扑室颤。③ 2 个以上导联 ST 段呈水平型或下斜型下移＞ 0.05mv 或 ST 段异常抬高或异常 Q 波

3）心肌损伤标志：病程中心肌肌钙蛋白 I 或肌钙蛋白 T 或 CK-MB 明显升高。超声心电图或核素心功能检查或心脏磁共振提示室壁运动异常，左室收缩或舒张功能下降，心肌间质水肿等

表现。

4）病原学依据：①在急性期从心内膜、心肌、心包或心包积液中检测出病毒、病毒基因片段或病毒蛋白抗原。②血清病毒抗体，第 2 份血清中同型病毒抗体滴度较第 1 份血清升高 4 倍（2份血清间隔 2 周以上）或第一次抗体效价＞ 640 者为阳性。③病毒特异性 IgM 高于 1：320。

对同时具有 1）2）3）中任何 2 项，在排除其他心肌病后，临床可诊断急性 VMC，如只有 1）者可根据病原学诊断急性VMC，如只有 2）3）者，在病原学上只能拟诊断为急性 VMC。对难以明确诊断者可长期随访，有条件时行心内膜活检进行病毒基因及病理检查。

5）排除其他：急性心肌损伤尤其要除外急性冠脉综合征，并且排除甲状腺机能亢进、β 受体功能亢进、心脏瓣膜病、风湿性心肌炎、中毒性心肌炎、结缔组织病、代谢性疾病等合并心肌损害。

（汪朝晖）

36. 心内膜心肌活检实用于所有病毒性心肌炎的检查吗？

心内膜活检（EMB）具有一定操作难度和风险，难以在大部分医院或心脏中心开展。EMB 取材较小，且不一定在最佳时期。因此，EMB 在心肌炎诊断中的敏感性欠佳。拟行 EMB 应严格把握适应证。

（汪朝晖）

37. 扩张型心肌病的诊断标准

37.1 临床诊断标准。具有心室扩大和心肌收缩功能降低的客观证据，①左心室舒张末内径（LVEDd）＞ 5.0cm（女性）和＞ 5.5cm（男性）（或大于年龄和体表面积预测值的 117%，即预测值的 2 倍 SD+5%）；② LVEF ＜ 45%（Simpsons 法），LVFS ＜ 25%；③发病时除外高血压、心脏瓣膜病、先心病或缺血性心脏病。

37.2 病因诊断。

37.2.1 原发性 DCM。

（1）FDCM。符合 DCM 临床诊断标准，具备下列家族史之一者即可诊断：①一个家系中包括先证者在内有≥ 2 例 DCM 患者；②在 DCM 患者的一级亲属中有尸检证实为 DCM，或有不明原因的 50 岁以下猝死者。推荐开展 DCM 遗传标志物检测，为 DCM 基因诊断提供证据；FDCM 患者中抗心肌抗体的阳性检出率为 60%，推荐常规检测抗心肌抗体。

（2）获得性 DCM。

1）免疫性 DCM：符合 DCM 临床诊断标准，血清免疫标志物抗心肌抗体检测为阳性，或具有以下 3 项中的一项证据：①存在经心肌活检证实有炎症浸润的 VMC 病史；②存在心肌炎自然演变为心肌病的病史；③肠病毒 RNA 的持续表达。对于心脏扩大的心衰患者，推荐常规检测抗心肌抗体，可提供 DCM 免疫诊断、指导选择针对性治疗策略和预测 DCM 猝死和死亡风险。

2）酒精性心肌病：符合 DCM 临床诊断标准，长期过量饮酒（WHO 标准：女性＞ 40g/d，男性＞ 80g/d，饮酒 5 年以上），既往无其他心脏病病史，早期发现戒酒 6 个月后 DCM 临床状态得到缓解。饮酒是导致心功能损害的独立原因，建议戒酒 6 个月后再作临床状态评价。

3）围生期心肌病：符合 DCM 临床诊断标准，妊娠最后 1 个月或产后 5 个月内发病。AHA 在 46% ～ 60% 的 PPCM 患者中检测为阳性，推荐常规检测嗜心肌病毒和抗心肌抗体。

4）心动过速性 DCM：符合 DCM 临床诊断标准，具有持续性心动过速发作时间超过每天总时间的 12% ～ 15% 以上，包括窦房折返性心动过速、房性心动过速、持续性交界性心动过速、心房扑动、心房颤动和持续性室性心动过速等，心室率多在 160 次 / 分以上，少数可能只有 110 ～ 120 次 / 分，与个体差异有关。

（3）特发性 DCM。符合 DCM 临床诊断标准，病因不明。过去 20 余年来，国内外研究发现在特发性 DCM 患者中检测出抗心肌抗体的阳性率为 41% ～ 85%。因此，2018 年中国 DCM 诊断和治疗指南积极推荐对 DCM 患者常规检测血清抗心肌抗体。

37.2.2 继发性DCM。

（1）自身免疫性心肌病。符合DCM临床诊断标准，具有系统性红斑狼疮、胶原血管病或白塞氏病等证据。

（2）代谢内分泌性和营养性疾病继发的心肌病。符合DCM临床诊断标准，具有嗜铬细胞瘤、甲状腺疾病、肉毒碱代谢紊乱或微量元素缺乏导致心肌病等证据。

（3）其他器官疾病并发心肌病。如尿毒症性心肌病、贫血性心肌病或淋巴瘤浸润性心肌病，符合DCM临床诊断标准。

（汪朝晖）

38.心脏磁共振平扫与延迟增强成像技术有助于扩张型心肌病心肌纤维化的诊断

CMR平扫与延迟增强成像技术（LGE）不仅可以准确检测DCM心肌功能，而且能清晰识别心肌组织学特征（包括心脏结构、心肌纤维瘢痕、心肌活性等），是诊断和鉴别诊断心肌疾病的重要检测手段，LGE+T1mapping+ECV技术在识别心肌间质散在纤维化和心肌纤维化定量方面更有优势，对DCM风险的评估及预后的诊断具有重要价值。

（汪朝晖）

39. 冠状动脉造影或 CTA 有助于缺血与非缺血性心肌病的鉴别诊断

冠脉造影或 CTA 是排查 ICM 的主要手段，但是一部分 ICM 并不表现为严重的冠状动脉阻塞性病变（冠脉狭窄程度＜ 50%）。2017 年欧洲心肌梗死指南正式提出冠状动脉非阻塞性心肌梗死，提示我们部分 ICM 可能无法通过冠脉造影或 CTA 进行排查，应结合缺血症状相关症状、病史进行判断，有条件可行正电子发射计算机断层心肌显像（PET 心肌显像）、光学干涉断层显像技术（OCT）等手段进行评估。

（汪朝晖）

40. 肥厚型心肌病的诊断标准

1）症状。HCM 临床症状变异性大，有些患者可长期无症状，而有些患者首发症状就是猝死。儿童或青年时期确诊的 HCM 患者症状更多、预后更差。症状与左心室流出道梗阻、心功能受损、快速或缓慢型心律失常等有关，主要症状有：①劳力性呼吸困难。是 HCM 患者最常见的症状，有症状患者中 90% 以上有此表现。②胸痛。25% ～ 30% 的 HCM 患者有胸痛不适的症状，多呈劳力性胸痛，也有不典型的疼痛持续发生且发生于休息时及餐后，但冠状动脉造影正常。③心悸。与心功能减退或心律失常有关。房颤是 HCM 患者常见的心律失常之一，发生率约为

22.5%。④晕厥或先兆晕厥。15% ～ 25% 的 HCM 患者至少发生过一次晕厥，另有 20% 的患者有先兆晕厥，一般见于活动时。⑤心源性猝死（sudden cardiac death，SCD）。SCD、心衰和血栓栓塞是 HCM 死亡的三大主要原因。SCD 多与致命性心律失常有关，多为室性心动过速（持续性或非持续性）、心室颤动（室颤），亦可为停搏、房室传导阻滞。约 10% 的患者发生左心室扩张，称之为 HCM 扩张期，为 HCM 终末阶段表现之一，临床症状类似于 DCM，心肌组织缺失和纤维替代是其机制之一。

2）体征。HCM 典型体征与左心室流出道梗阻有关，无或梗阻轻的患者可无明显的阳性体征。心脏听诊常见的两种杂音与左心室流出道梗阻和二尖瓣反流有关。左心室流出道梗阻通常由室间隔局部肥厚及二尖瓣收缩期前向运动引起，导致第一心音（S1）后出现明显的递增递减型杂音，在心尖和胸骨左缘之间最清晰。左心室流出道梗阻加重可使心脏杂音增强，常见于患者从蹲、坐、仰卧等姿势变换为直立姿势时，及 Valsalva 动作、室性早搏后代偿性搏动的心肌收缩力增强或使用硝酸甘油后。

3）辅助检查。①心电图。HCM 患者心电图变化出现较早，可先于临床症状，所有患者都应进行心电图检查（Ⅰ，B）。超过 90% 的 HCM 患者有心电图改变，多表现为复极异常。心电图改变包括明显的病理性 Q 波，尤其是下壁导联（Ⅱ、Ⅲ、aVF）和侧壁导联（Ⅰ、aVL 或 V4 ～ V6）；异常的 P 波；电轴左偏；心尖肥厚者常见 V2 ～ V4 导联 T 波深倒置。②超声心动图。所有 HCM 患者均应进行全面的经胸超声心动图检查，包括二维超声、彩色多普勒、频谱多普勒、组织多普勒等（Ⅰ，B）。成人 HCM 超声心动图诊断标准：左心室心肌任何节段或多个节段室壁厚度≥ 15mm，并排除引起心脏负荷增加的其他疾病，如高血压、瓣膜病等。③动态心电图监测。所有 HCM 患者均应行24 ～ 48 小时动态心电图监测，以评估室性心律失常和猝死的风险，有助于判断心悸或晕厥的原因（Ⅰ，B）。④运动负荷检查。对静息时无左心室流出道梗阻而有症状的患者，可做运动负荷检查，以排除隐匿性梗阻。运动负荷检查方法有限制 Bruce 方案，如果无法行该方案，则替代的方法包括药物激发（即亚硝酸异戊酯、多巴酚丁胺、异丙肾上腺素）试验和 Valsalva 试验（Ⅰ，B）。⑤心脏磁共振成像。钆对比剂延迟强化（LGE）是识别心肌纤维化最有效的方法，LGE 与死亡、SCD 等风险正相关。约65% 的 HCM 患者出现 LGE，多表现为肥厚心肌内局灶性或斑片状强化，以室间隔与右心室游离壁交界处局灶状强化最为典型。⑥ X 线胸片。HCM 患者 X 线胸片可见左心室增大，亦可在正常范围，可见肺部瘀血，但严重肺水肿少见（Ⅰ，C）。⑦冠状动脉计算机断层成像或冠状动脉造影。适用于有明显心绞痛症状，冠状动脉的情况将影响下一步治疗策略的患者或拟行心脏手术的患者；对于有心脏停搏的成年幸存者，或合并持续性室性心律失常的患者也建议行冠状动脉评估（Ⅰ，B）。⑧心内导管检查。疑诊HCM，存在以下一种或多种情况，可行心内导管检查（Ⅱb，C）：

需要与 RCM 或缩窄性心包炎鉴别；怀疑左心室流出道梗阻，但临床表现和影像学检查之间存在差异；需行心内膜活检鉴别不同病因的心肌病；拟心脏移植的患者术前评估。

4）基因诊断。基因突变是绝大部分 HCM 患者的最根本原因。HCM 致病基因的外显率（即携带致病基因患者最终发生 HCM 的比率）为 40% ～ 100%，发病年龄异质性也较大，对基因诊断结果解释应谨慎。

5）病因诊断。①肌小节蛋白编码基因突变导致的 HCM。②糖原贮积病。Danon 病，单磷酸腺苷激活蛋白激酶 γ2 亚基编码基因突变（PRKAG2）心脏综合征。③ Anderson-Fabry 病。④ Friedreich 共济失调。⑤线粒体疾病。⑥畸形综合征。包括 Noonan、LEOPARD、Costello 和心面皮肤综合征（CFC）。⑦系统性淀粉样变。⑧强化运动引起的心肌肥厚。⑨高血压引起的心肌肥厚。⑩主动脉瓣狭窄和先天性主动脉瓣下隔膜。⑪冠心病合并心肌肥厚。⑫内分泌异常导致的心肌肥厚。肢端肥大症，过度分泌肾上腺髓质激素的疾病（如嗜铬细胞瘤），糖尿病。⑬药物导致的心肌肥厚。长期使用某些药物，包括促代谢合成的类固醇、他克莫司和羟氯喹，可导致左心室肥厚，但室壁很少＞15mm。

（摘自《2017 年中国成人肥厚型心肌病诊断与治疗指南》）

（汪朝晖）

41. 关注左心室心肌肥厚的病因诊断

左心室心肌肥厚可以由肌小节蛋白编码基因突变导致心室肌肥厚，定义为 HCM。左心室心肌肥厚也可以由其他病因如异常物质沉积心肌、线粒体疾病、代偿性心肌肥厚等疾病所引起，这些疾病引起的心室肌增厚，不应该归为 HCM。左心室心肌肥厚的病因诊断包括以下疾病：

➤ 肌小节蛋白编码基因突变导致的 HCM

➤ 糖原贮积病：Danon 病，单磷酸腺苷激活蛋白激酶 γ2 亚基编码基因突变（PRKAG2）心脏综合征

➤ Anderson-Fabry 病

➤ Friedreich 共济失调

➤ 线粒体疾病

➤ 畸形综合征：包括 Noonan、LEOPARD、Costello 和心面皮肤综合征（CFC）

➤ 系统性淀粉样变

➤ 强化运动引起的心肌肥厚

➤ 高血压引起的心肌肥厚

➤ 主动脉瓣狭窄和先天性主动脉瓣下隔膜

➤ 冠心病合并心肌肥厚

➤ 内分泌异常导致的心肌肥厚：肢端肥大症，过度分泌肾上腺髓质激素的疾病（如嗜铬细胞瘤），糖尿病

➤ 药物导致的心肌肥厚：长期使用某些药物，包括促代谢合成的类固醇、他克莫司和羟氯喹，可导致左心室肥厚，但室壁很少＞15mm

（汪朝晖、廖玉华）

42. 限制型心肌病的诊断标准

1）临床表现。临床上当患者以静脉回流障碍和心排血量减少的症状和体征，以右心心力衰竭为主，包括水肿、少尿、颈静脉怒张、肝肿大、腹水等体循环淤血表现。左心心力衰竭可表现为呼吸困难、平卧咳嗽、咯血、肺部啰音。还可表现为乏力、活动后气促等表现。偶有晕厥，甚至猝死。

2）体格检查。心前区可膨隆、心尖搏动弱，心界轻度扩大，心率快，可有奔马律，多无杂音。血压偏低、脉压小、脉搏细弱。

3）辅助检查。① X 线检查：心脏轻到中度扩大，以心房扩大为主。肺血增加。②心电图：主要表现为心房扩大，ST-T 改变，低电压。③超声心电图：左右心房明显增大，心室正常大小或减小为特征。收缩功能往往正常，EF、FS 正常。舒张功能显著异常，二尖瓣血流谱提示限制型充盈障碍，二尖瓣舒张早期充盈速度增加，而心房充盈速度降低，E/A 大于 2。心内膜可增厚。二尖瓣、三尖瓣常见返流。可有少量心包积液。④心导管及心血管造影：腔静脉和心房压增高，心室舒张末压升高。冠脉造影和收缩功能正常。⑤心内膜心肌活检：早期心内膜心肌纤维化，心内膜心肌活检可见血管周围嗜酸细胞浸染、空泡样或脱颗粒改变，心肌溶解、变性，心内膜上有血栓覆盖；晚期心内膜心肌纤维化，或瘢痕形成，纤维化的内膜广泛增厚，房室瓣常受累牵拉变形。可能发现淀粉样物质沉积、含铁血黄素沉积、嗜酸性粒细胞浸染。

4）病因诊断。RCM 可继发于全身系统疾病，如淀粉样变形、类肉瘤病、血色病、糖原累积症、粘多糖病、色素沉着症、硬皮病、类癌综合征、癌转移、放射性损伤等。

5）基因诊断。RCM 常具有常染色体显性遗传的特点，*MYH7*、*TNNT2*、*TNNI3* 及 *ACTC* 均与 *RCM* 发病相关。另外，锚定肌丝蛋白的纤维蛋白 Desmin 的基因突变也可导致 RCM。

（汪朝晖）

43. 限制型心肌病与缩窄性心包炎的鉴别诊断（表 2）

表 2 限制型心肌病与缩窄性心包炎的鉴别诊断

	限制型心肌病	缩窄性心包炎
病史	继发性 RCM 可提供心肌淀粉样变性等病史，特发性 RCM 则无特殊病史	既往有急性心包炎，有结核杆菌、细菌、寄生虫、病毒等感染病史

续表

		限制型心肌病	缩窄性心包炎
体征		可有 Kussmaul's 征，心前区搏动明显，S3（疾病晚期）/S4（疾病早期），通常有反流性杂音，无奇脉	通常有 Kussmaul's 征，心前区搏动通常不能触及，可有心包叩击音，偶可闻及心包摩擦音，反流性杂音不常见，很少有奇脉
心电图		P 波常高、宽并有切迹，QRS 波可增宽，可呈低电压（特别在淀粉样变性时），ST 段和 T 波改变常见，可出现窦性心动过速、心房扑动、心房颤动和传导阻滞等心律失常	为非特异性改变，低电压（< 50%），部分心房扩大明显者可出现 P 波增宽及心房颤动，可出现 ST-T 改变，也可出现窦性心动过速、心房扑动等，但传导阻滞较少见
胸片		可见心内膜钙化	常伴有心包钙化
超声心动图		左室腔小，心房明显增大，时有室壁增厚、颗粒状闪烁（淀粉样变），可见心内膜增厚	心房增大，常伴心包增厚、钙化，室壁厚度正常；明显的舒张早期充盈，室间隔突然移位
多普勒研究	二尖瓣血流	二尖瓣内流 E 波不随吸气变化，IVRTE/A ≥ 2；短 DT；舒张期反流	二尖瓣内流 E 波在吸气时降低，IVRT 延长；呼气时变化相反；短 DT；舒张期反流
	肺静脉	S/D 比值变钝（0.5），AR 明显和延长 D 波不随呼吸变化	S/D 比值 =1，吸气时 PVSandD 波降低，呼气时相反
	三尖瓣血流	三尖瓣内流 E 波随呼吸轻度变化 E/A ≥ 2；TR 峰速，没有明显随呼吸变化，吸气时短 DT，舒张期反流	三尖瓣内流 E 波随呼气增加，TR 峰速增加，短 DT，舒张期反流
	肝静脉	S/D 比变钝，吸气反流增加	HVSandD 吸气时微量增加，呼气时舒张血流降低和反流增加
	下腔静脉	淤血	淤血
	彩色 M- 型	血流传播减慢	血流传播加快（≥ 100cm/s）
	二尖瓣环运动	早期充盈速度慢（< 8cm/s）	早期充盈速度快（> 8cm/s）

续表

	限制型心肌病	缩窄性心包炎
心导管检查	收缩面积指数较低（0.92±0.19），左、右心室舒张期压力差＞5mmHg，右心室舒张末期压/右心室收缩压（0.35±0.14）	收缩面积指数较高（1.4±0.2），左、右心室舒张期压力差＜5mmHg，右心室舒张末期压/右心室收缩压（0.5±0.13）
心内膜心肌活检	可以显示 RCM 的特殊病因	可以正常或有心肌肥厚或心肌纤维化的非特异性改变
CT 或 MRI	可见心内膜增厚	常伴有心包钙化或增厚，偶可见心包积液及粘连
放射性核素检查	心房核素滞留，右心室核素显像延迟	左、右心室无明显差异
B 型利钠肽	可高于 800pg/ml	多为 100～200pg/ml，但一般不高于 800pg/ml
实验室检查	可见嗜酸性粒细胞增多	可有贫血，肝功能和白蛋白水平异常

（梁薇）

44. 关注心室舒张受限的病因诊断

1）心包限制。主要为缩窄性心包炎。增厚钙化的心包引起心脏活动受限，影响心室舒张期充盈。

2）心肌限制。① RCM：特发性 RCM 多见于儿童，且目前大量文献提示基因突变为其主要病因；继发性 RCM 多继发于全身系统性疾病，如浸润性或贮积性疾病（淀粉样变、线粒体疾病、糖原贮积病、法布里病、血色素沉积病、放射治疗后等）累及心肌。②肥厚性心脏疾病：包括原发性 HCM，及慢性高血压、主动脉瓣狭窄、内分泌异常（生长激素、肾上腺相关激素过度分泌）及某些药物（包括促代谢合成的类固醇、他克莫司、羟氯喹）导致的心肌肥厚。③瓣膜性疾病：二尖瓣或三尖瓣狭窄导致心房排空阻力增加，进而引起心室舒张功能障碍。④缺血性心脏病：心肌缺血引起心室舒张功能受损；心肌梗死后瘢痕形成和肥厚（重塑）可致舒张功能障碍。

3）心内膜限制。心内膜纤维化、嗜酸细胞性心内膜炎、心内膜纤维弹力增生症累及心内膜。

（梁薇）

45. 右室心肌病的诊断标准

致心律失常性右室心肌病，符合 2 项主要标准，或 1 项主要标准加 2 项次要标准，或 4 项次要标准时可诊断本病，具体诊断标准如下。

1）家族史。①主要标准：外科或尸检证实为家族性疾病。②次要标准：家族史早年有猝死者（＜ 35 岁），临床疑似 ARVC 导致；存在家族史（临床诊断由目前诊断标准确定）。

2）心电图除极 / 传导异常。①主要标准：右胸导联（V1-3）

的 QRS 波群终末部分出现 epsilon 波，或 QRS 波群局部性增宽（> 110ms）。②次要标准：平均信号心电图提示晚电位阳性。

3）心电图复极异常。次要标准：右胸导联（V2，V3）T 波倒置（年龄 12 岁以上，且无右束支传导阻滞）。

4）心律失常。次要标准：室性心动过速伴持续或非持续左束支阻滞形态，可为体表心电图、动态心电图或运动试验记录；频发室性早搏，动态心电图> 1000 个 /24 小时。

5）普遍性及（或）局限性功能障碍与结构改变。①主要标准：右心室严重扩张，右室射血分数降低，无或仅有轻度左心室异常，右心室局限性室壁瘤（运动丧失或运动障碍呈舒张期膨出）；右心室严重节段性扩张。②次要标准：右心室轻度普遍性扩张及（或）射血分数减低，左心室正常；右心室轻度节段性扩张；右心室节段性活动减弱。

6）心室壁组织学特征。主要标准：心内膜活检显示心肌被纤维脂肪组织取代；证据由心脏二维超声、心脏造影、磁共振或心肌核素扫描获得。

（梁薇）

46. 右心衰常见于哪些疾病

右心衰常见于各种疾病导致的左心衰竭、肺动脉高压（包括 COPD 所致）、右室心肌病变（包括右心室梗死、限制性病变和致心律失常性右室心肌病等）、右侧瓣膜病变，及某些先天性心脏病（表3）。

表3　常见右心衰的疾病

	右室收缩力降低	右室容量超负荷	右室压力超负荷
急性	败血症		酸中毒
	左室辅助装置支持		低氧血症
	右室心梗	过多输液	急性肺栓塞
	心肌炎		成人呼吸窘迫综合征
	围手术期损伤/缺血（心脏术后）		正压通气
慢性		左心疾病	
	致心律失常性右室心肌病	单心室	
	三尖瓣下移畸形		心包疾病
		肺动脉瓣反流	肺动脉高压
		大动脉转位	慢性血栓栓塞性肺动脉高压
		三尖瓣反流	肺动脉瓣狭窄
			RCM

（梁薇）

47. 酒精性心肌病的诊断标准

符合DCM临床诊断标准，长期大量饮酒（WHO标准：女性＞40g/d，男性＞80g/d，饮酒＞5年），既往无其他心脏病病史，早期发现并戒酒 6 个月后 DCM 的临床症状得到缓解。饮酒是导致心功能损害的独立因素，建议戒酒 6 个月后再作临床状态评价。

（梁薇）

48. 围生期心肌病的诊断标准

符合 DCM 临床诊断标准，多发生于妊娠期的最后 1 个月或产后 5 个月内。AHA 在 46% ～ 60% 的围生期心肌病患者中检测为阳性，推荐常规检测嗜心肌病毒和 AHA （Ⅰ类推荐）。

（梁薇）

49. 心动过速性心肌病的诊断标准

符合 DCM 临床诊断标准，具有发作时间≥每天总时间的 12% ～ 15% 的持续性心动过速，包括窦房折返性心动过速、房性心动过速、持续性交界性心动过速、心房扑动、心房颤动和持续性室性心动过速等，心室率多＞ 160 次 / 分，少数可能只有 110 ～ 120 次 / 分，其与个体差异有关。

注：DCM 的临床诊断标准为具有心室扩大和心肌收缩功能降低的客观证据：①左心室舒张末内径（LVEDd）＞ 5.0cm（女性）和 LVEDd ＞ 5.5cm（男性）（或大于年龄和体表面积预测值的 117%，即预测值的 2 倍 SD+5%）；② LVEF ＜ 45%（Simpsons 法），LVFS ＜ 25%；③发病时除外高血压、心脏瓣膜病、先天性心脏病或缺血性心脏病。

（梁薇）

50. 缺血性心肌病的诊断标准

ICM 的诊断主要依靠冠状动脉粥样硬化的证据和排除可引起心脏扩大、心力衰竭和心律失常的其他器质性心脏病。有下列表现者应考虑 ICM：①心脏明显扩大，以左心室扩大为主；②超声心动图有心功能不全征象；③冠状动脉造影发现多支冠状动脉狭窄病变。但是必须除外由心肌梗死后引起的乳头肌功能不全、室间隔穿孔及由孤立的室壁瘤等原因导致心脏血流动力学紊乱引起的心力衰竭和心脏扩大，其并不是心肌长期缺血缺氧和心肌纤维化的直接结果。鉴别诊断要考虑与 DCM、心肌炎、高血压心脏病、克山病等鉴别。

（梁薇）

51. 药物性心肌病的诊断标准

药物性心肌病是指接受某些药物或毒品引起的心肌损害，临床表现类似 DCM。主要诊断标准：服药前无心脏病证据，服药后出现心律失常、心脏增大和心功能不全的征象，且不能用其他心脏病解释者可诊断为药物性中毒性心肌病。由于肿瘤发病率的增加，与肿瘤化疗相关的心肌病值得关注。因抗肿瘤药品对心肌毒性作用不同，需采取不同的治疗措施。

抗肿瘤药物：蒽环类化疗药（anthracyclines），如阿霉素、柔红霉素、米托蒽醌、表阿霉素等具有心肌细胞毒性作用，分子靶向治疗药如针对 *HER-2/neu* 原癌基因产物的人 / 鼠嵌合单抗曲妥珠单抗（trastuzumab）、某些抗血管内皮生长因子抑制剂如舒尼替尼（sunitinib）、贝伐单抗（bevacizumab）、索拉非尼（sorafenib）和蛋白酶体抑制剂如硼替佐米（bortezomib）和卡非佐米（carfilzomib）等可以靶向肿瘤组织并易损伤心肌，导致心肌病。

毒品类：主要包括可卡因、冰毒麻黄碱类。儿茶酚胺是这类毒品致心肌损害的主要成分。

（朱明鑫）

52. 克山病的诊断标准

诊断原则：在克山病病区连续生活 ≥ 6 个月，具有克山病发病的时间、人群特点，主要临床表现为心肌病或心功能不全，或心肌组织具有克山病的病理解剖改变；排除其他心脏疾病，尤其是其他类型心肌疾病。

诊断标准：符合克山病诊断原则，具备以下①～③中任何 1 条，并同时符合④～⑧中任何一条或其中一项表现，即可诊断为克山病：①心脏扩大；②急性或慢性心功能不全的症状和体征；③快速或缓慢性心律失常；④心电图改变：房室传导阻滞、束支传导阻滞（不完全右束支传导阻滞除外）、T 波和（或）ST 段改变、Q-T 间期明显延长、多发或多源性室性期前收缩、阵发性室性或室上性心动过速、心房颤动或心房扑动、P 波异常（左、右房增大或两房负荷增大）；⑤胸部 X 线改变：主要表现为不同程度的心脏增大、搏动减弱、肺淤血、间质水肿或合并肺泡水肿；⑥ UCG 改变：主要表现为左房、室腔径扩大、LVEF 降低、室壁运动呈弥漫或节段性运动障碍、二尖瓣血流频谱 A 峰> E 峰等；⑦心肌损伤标志物检查：血清肌钙蛋白 I（或 T）升高，血清肌酸激酶同工酶（CK-MB）含量升高；⑧病理解剖改变：尸检心脏或移植手术置换下的心脏主要病变为心肌变性、坏死及其后的修复和重构。

（朱明鑫）

53. 关注克山病的病因诊断

克山病（地方性心肌病）是一种病因未明的心肌病，最早是发现于我国黑龙江省克山县。其发病机制可能与地球化学因素（低硒、低钙和蛋白质不足）和生物因素（病毒感染，真菌中毒）有关。

克山病的分布呈明显的地区性，处于中国北纬 21°～ 53°、东经 89°～ 135°之间由东北到西南的一条宽阔的低硒地带，现已确定的病区有黑、吉、辽、蒙、冀、豫、晋、陕、甘、宁、川、滇、黔、藏、鲁、鄂等 16 个省（自治区）的 309 个县（旗），病区总人口约 1.29 个亿。克山病具有地区性、季节性和农业人口多发三大流行病学特点。最新的流行病学调查显示，克山病的患病率为 2.21%，其中慢性克山病为 0.50%，潜在克山病为 1.71%；克山病在女性患者中患病率较高（2.2%），男性为 1.98%，在老年人群中患病率更高。克山病的临床表现可分为 4 型：急型、亚急型、慢型和潜在型，其中急型和亚急型类似于急性心肌炎，慢型类似于 DCM，近年来多数北方病区已无急型和亚急型病例发生。

（朱明鑫）

54. 继发性心肌病的诊断要点

继发性心肌病是指全身性、系统性疾病累及心肌，心肌病变仅仅是系统性疾病的一部分。我国常见有以下几种类型：①自身免疫性心肌病，符合 DCM 的临床诊断标准，具有系统性红斑狼疮、胶原血管病或白塞氏病等证据。②代谢内分泌性和营养性疾病继发的心肌病，符合 DCM 的临床诊断标准，具有嗜铬细胞瘤、甲状腺疾病、肉毒碱代谢紊乱或微量元素（如硒）缺乏导致心肌病等证据。③其他器官疾病并发心肌病，如尿毒症性心肌病、贫血性心肌病或淋巴瘤浸润性心肌病等，符合 DCM 的临床诊断标准。

（朱明鑫）

55. 心脏彩超如何判定右心功能不全

心脏彩超通过以下的测量数据反映右室收缩功能：①三尖瓣环平面收缩期位移（TAPSE），如小于 17mm 为异常，表明右室收缩功能不全；②组织多普勒导出的三尖瓣环侧壁收缩期速度（s′），s′ 速度小于 9.5cm/s 表明右室收缩功能不全；③右室面积变化率（FAC），FAC < 35% 提示右室收缩功能不全。

（朱明鑫）

56. 心肌磁共振在心肌病诊断中的价值

CMR 与延迟增强成像（LGE）技术不仅可以准确检测心肌病的心肌功能，而且可以清晰识别心肌的组织学特征，包括心脏的结构、心肌纤维化瘢痕和心肌活性等，是诊断和鉴别心肌疾病的重要检测手段。同时 LGE+T1mapping（定性）+ECV（定量）技术在识别心肌间质的散在纤维化和心肌纤维化的定量方面更有优势，对心肌病的风险评估及预后判断具有重要价值。

（朱明鑫）

57. 心房心肌病的诊断标准

心房心肌病的定义：任何结构、形态、收缩或电生理上对心房的影响都可能导致相应的临床表现。

心房心肌病的诊断标准：①慢性反复发作（每天发作超过 10% ～ 15%）或无休止性的心动过速、持续性快速心房扑动或心房颤动，合并心脏扩大、心功能不全；②超声心动图显示双心房扩大，左心房内径＞ 35mm（老年病例左心房内径＞ 40mm），右心房内径＞ 45mm，左心室内径在正常范围；③如房性心动过速或心房颤动得以控制，扩大的心房可以恢复或明显缩小，心功能可以恢复正常。

（朱明鑫）

58. 应激性心肌病的诊断标准

应激性心肌病又称 Takotsubo 综合征（TTS），与急性心肌梗死在心电图异常和生物标志物的改变类似。心衰协会的诊断标准：①频繁出现短暂的左心室或右心室功能障碍，表现为心尖球形或心室中段、基底部或局部室壁运动异常，但不总是出现；通常有前驱的情绪或生理性应激。②室壁运动异常的区域超过单一心外膜血管供应的区域，常导致周围涉及的心肌节段功能异常。③不能用冠心病，包括急性斑块破裂、血栓形成、冠脉夹层，或其他的病理改变解释左心室的一过性功能障碍（如 HCM、VMC）。④在急性期（3 个月）内出现新发的、可逆性的心电图异常（ST 段抬高、ST 段压低、完全性左束支传导阻滞、T 波倒

置和 / 或 Q-T 间期延长）。⑤急性期显著升高的利钠肽水平（BNP 或 NT-proBNP）。⑥肌钙蛋白阳性但升高幅度较小（肌钙蛋白的水平和受累的心肌量不一致）。⑦随访 3 ～ 6 个月期间心脏影像学显示心脏的收缩功能恢复。

（朱明鑫）

参考文献

1. 胡大一 . Topol 心血管病学（第 3 版）. 北京：人民卫生出版社，2009：1673.

2. 黄红，计晓娟 . 临床诊疗限制型心肌病的研究进展 . 中国循环杂志，2015（06）：594-596.

3. 中华医学会心血管病学分会中国成人肥厚型心肌病诊断与治疗指南编写组，中华心血管病杂志编辑委员会 . 中国成人肥厚型心肌病诊断与治疗指南 . 中华心血管病杂志，2017（12）：1015-1032.

4. Mckenna WJ, Thiene G, Nava A, et al. Diagnosis of arrhythmogenic right ventricular dysplasia/cardiomyopathy. Task Force of the Working Group Myocardial and Pericardial Disease of the European Society of Cardiology and of the Scientific Council on Cardiomyopathies of the International Society and Federation of Cardiology. BrHeartJ, 1994, 71 (3)：215-218.

5. 中华医学会心血管病学分会，中华心血管病杂志编辑委员会，中国心肌病诊断与治疗建议工作组 . 心肌病诊断与治疗建议 . 中华心血管病杂志，2007, 35 (1)：5-16.

6. Konstam MA, Kiernan MS, Bernstein D, et al. Evaluation and Management

of Right-Sided Heart Failure：A Scientific Statement From the American Heart Association. Circulation，2018，137（20）：e578-e622.

7. 中华医学会心血管病学分会，中华心血管病杂志编辑委员会. 中国心力衰竭诊断和治疗指南 2014. 中华心血管病杂志，2014（2）：98-122.

8. 中华医学会心血管病学分会，中国心肌炎心肌病协作组. 中国扩张型心肌病诊断和治疗指南. 临床心血管病杂志，2018，34（5）：421-434.

9. 林果为，王吉耀，葛均波. 实用内科学（第 15 版）. 北京：人民卫生出版社，2017：2892.

10. Bozkurt B，Colvin M，Cook J，et al. Current Diagnostic and Treatment Strategies for Specific Dilated Cardiomyopathies：A Scientific Statement From the American Heart Association. Circulation，2016，134（23）：e579-e646.

11. Li Q，Liu M，Hou J，et al. The prevalence of Keshan disease in China. Int J Cardiol，2013，168（2）：1121-1126.

12. Lang RM，Badano LP，Mor-Avi V，et al. Recommendations for cardiac chamber quantification by echocardiography in adults：an update from the American Society of Echocardiography and the European Association of Cardiovascular Imaging. J Am Soc Echocardiogr，2015，28（1）：1-39.

13. 中华医学会心血管病学分会. 心肌病磁共振成像临床应用中国专家共识. 中华心血管病杂志，2015，43（8）：673-681.

14. Memon S，Ganga HV，Kluger J. Late Gadolinium Enhancement in Patients with Nonischemic Dilated Cardiomyopathy. Pacing Clin Electrophysiol，2016，39（7）：731-747.

中国医学临床百家

15. Sibley CT，Noureldin RA，Gai N，et al. T1 Mapping in cardiomyopathy at cardiac MR：comparison with endomyocardial biopsy. Radiology，2012，265（3）：724-732.

16. Goette A，Kalman JM，Aguinaga L，et al. EHRA/HRS/APHRS/SOLAECE expert consensus on atrial cardiomyopathies：definition，characterization，and clinical implication. Europace，2016，18（10）：1455-1490.

17. 王维中，汪康平．心动过速性心房心肌病．国外医学心血管疾病分册，2002，29（2）：86-89.

18. 何益平，郭航远．心房性心肌病心房重构的常见机制及治疗研究进展．中国全科医学，2013，16（5C）：1695-1696，1701.

19. Prasad A，Lerman A，Rihal CS. Apical ballooning syndrome（Tako-Tsubo or stress cardiomyopathy）：a mimic of acute myocardial infarction. Am Heart J，2008，155（3）：408-417.

20. Lyon AR，Bossone E，Schneider B，et al. Current state of knowledge on Takotsubo syndrome：a Position Statement from the Taskforce on Takotsubo Syndrome of the Heart Failure Association of the European Society of Cardiology. Eur J Heart Fail，2016，18（1）：8-27.

四、心肌炎和心肌病的治疗进展

59. 病毒性心肌炎的基本治疗与康复指导

VMC 的临床谱涵盖从非特异性心电图异常和轻度病毒性疾病到急性血流动力学损害或猝死。急性重症心肌炎治疗在后一部分介绍。VMC 的治疗与康复包括：①一般治疗。无心脏形态功能改变者，休息半个月，1 个月内不参加重体力活动；有心脏扩大、严重心律失常、心衰的患者，卧床休息 1 个月，半年内不参加体力活动。②抗病毒治疗。中药黄芪具有抑制病毒复制作用，黄芪注射液 20g ＋ 5% 葡萄糖注射液 250ml，静脉滴注，每日 1 次，1 ～ 2 周；然后改为黄芪口服液 15g 每日 2 次，共 3 个月。细菌感染是 VMC 的条件因子，存在上呼吸道感染的患者，在治疗初期给予抗生素治疗 1 周。

保护心肌疗法：①维生素 C。急性重症心肌炎可应用大剂量维生素 C 5g/d，静脉滴注 1 周，然后改为口服；轻症心肌炎可用维生素 C 0.2g/ 次，3 次 / 日，1 个月。②辅酶 Q10 片。20mg/ 次，3 次 / 日，1 ～ 3 个月。

对症治疗：①发生心力衰竭患者，按心力衰竭常规治疗，酌情给予利尿剂、培哚普利 / 安博维、美托洛尔、螺内酯等治疗。可用生脉注射液 80ml ＋ 5% 葡萄糖注射液 250ml 静脉滴注，1 次 / 日，1 ～ 2 周。②完全性房室传导阻滞者，使用临时体外起搏器。II° 以上房室传导阻滞、病态窦房结综合征患者，可短程应用地塞米松 10mg 静滴，1 次 / 日，不能恢复者安装永久起搏器。③室性心律失常药治疗，胺碘酮 0.2g/ 次，从 3 次 / 日逐渐减少至 1 次 / 日，美托洛尔缓释片 23.75 ～ 47.5mg，1 次 / 日。

康复指导：大多数患者经过适当治疗后康复，可以恢复正常人运动量。由于治疗不及时可能遗留心律失常后遗症，如果没有心脏结构改变，可以恢复正常人活动。少数患者由于心肌弥漫型炎伴发急性心力衰竭，发生心脏结构改变，需要追踪随访，3 个月内为急性期，10% ～ 25% 患者演变为 DCM。

（廖玉华）

60. 急性重症心肌炎的紧急救治

急性重症心肌炎也称为爆发性心肌炎占心肌炎发病患者的 10%，但近期病死率达 10% ～ 50%。急性重症心肌炎的准确诊断和紧急救治是降低病死率的关键。急性重症心肌炎发病时首先要与急性心肌梗死相鉴别，其治疗要点：尽快纠正血流动力学异常，维持正常心肌灌注和输出；尽可能挽救受损心肌，减少病死率；尽量保证患者康复后有正常心脏功能。

1）一般紧急治疗措施。吸氧、生命体征监护、镇静或镇痛、休息：尽早卧床休息，可以减轻心脏负荷。

2）3 项抑制炎症的短期冲击治疗。①糖皮质激素。抑制炎症反应，地塞米松 20 ～ 30mg/d 或甲泼尼龙 40mg/d 静脉滴注，3 天后减量至停用。②人血丙种球蛋白。100 ～ 250mg/（kg·d）静脉滴注，治疗 2 天。③大剂量维生素 C：抗氧化应激和减轻炎症反应，5 ～ 10g/d 静脉滴注，7 天后改口服。单用糖皮质激素短期冲击治疗，不加用大剂量，维生素 C 抗氧化应激和减轻炎症反应，不利于急性炎症反应的控制。多数急性重症心肌炎患者经过及时的 3 项早期冲击治疗，病情可以得到缓解，如果患者血流动力学没有得到纠正，尽早采用血液净化治疗。血液净化治疗：连续性肾脏替代治疗（CRRT）＋血浆置换，有利于清除毒素和稳定内环境，是治疗急性重症心肌炎的重要方法。

3）3 项对症治疗。①心源性休克的治疗。补充血容量，严格掌握补液量及补液速度，血流动力学监测：PCWP ≥ 18mmHg 或 CVP ≥ 18cmH$_2$O 提示有肺瘀血。纠正酸中毒和水、电解质平衡紊乱，轻度酸中毒 5% 碳酸氢钠 250 ～ 400ml/d，重度酸中毒 5% 碳酸氢钠 600 ～ 800ml/d。面罩给氧或无创辅助呼吸机使用，保障给氧。抗休克：升压、增加心肌收缩力、维持重要脏器灌注。多巴胺：1 ～ 5μg/（kg·min）起始静脉输注，然后逐渐递增，以达到有效治疗；静注 5 分钟内起效，持续 5 ～ 10 分钟。尤适用于伴有心肌收缩力减弱、尿量减少而血容量已为补足的休克患者。去甲肾上腺素：8 ～ 12μg/min 起始静脉输注，2 ～ 4μg/min 维持；起效迅速，停止滴注后作用时效维持 1 ～ 2 分钟；注意保持或补足血容量。不追求血压绝对达标，急性重症心肌炎伴发心源性休克是心肌损伤为主，维持血压（80 ～ 90）/（50 ～ 60）mmHg，达有效灌注即可，血管活性药短期使用，补液量 < 30 ～ 50ml/（kg·d）。②急性心力衰竭的治疗。利尿剂：静脉注射速尿 20 ～ 40mg；静脉滴注生脉注射液 80ml + 5% 葡萄糖注射液 250ml，1 次 / 日，疗程 2 周。控制出入量：在保证血压相对正常基础上使用利尿剂，尽快使用 ACEI/ARB+β 受体阻滞剂，必要时加用醛固酮受体拮抗剂。③严重心律失常和猝死的防治。快速性心律失常：室速、室颤、阿斯综合征等，胺碘酮：首先静注 150mg×10min，然后以 0.5 ～ 1mg/min 维持 6 个小时；继以 0.5 ～ 1mg/min，总量 < 1200mg/d，不超过 3 ～ 4 天。利多卡因、心律平等可以使用。室速、室颤尽快采用直流电复律。缓慢型心律失常：高度房室传导阻滞、病窦。异丙肾上腺素 0.5 ～ 1mg 稀释后缓慢静脉输注；糖皮质激素冲击治疗；临时起搏器置入；紊乱性心律失常：临时起搏器 + 药物治疗。

4）抗病毒治疗。黄芪具有抗病毒、调节免疫功能，对干扰素系统有激活作用，大剂量时有正性肌力作用。黄芪注射液 20g+5% 葡萄糖注射液 250ml，1 次 / 日，静脉滴注 1 ～ 2 周；然后改用口服黄芪合剂。α- 干扰素：能够阻断病毒复制和调节细胞免疫功能，α- 干扰素 300 万 U，每日肌注 1 支，2 周。利巴韦林：抑制肌苷单磷酸脱氢酶、RNA 多聚酶、mRNA 鸟苷转移酶，抑制病毒复制，利巴韦林 0.15g/ 次，3 次 / 日，7 天。

5）保护心肌疗法。①维生素 C：急性重症心肌炎可应用大剂量维生素 C 5g/d，静脉滴注 1 周，然后改为口服；轻症心肌炎可用维生素 C 0.2g/ 次，3 次 / 日，1 个月。②辅酶 Q10 片：20mg/ 次，3 次 / 日，1 ～ 3 个月。

6）机械辅助治疗。CRRT、ECMO、机械辅助装置，详见 62. 急性重症心肌炎的器械治疗。

（廖玉华）

61. 急性心肌炎的免疫抑制治疗指征

糖皮质激素治疗 AFM 适应证：①发生心源性休克，②新出现高度房室传导阻滞或病窦，③经常规治疗心衰未控制或仍有严重心律失常。不良反应：应激性溃疡、感染扩散、糖脂代谢异常等。注意事项：尽早、足量、短期使用；如使用 7 天无效则应停用；使用 2 周后高度房室传导阻滞或病窦仍未恢复，则可考虑植入永久起搏器。治疗方法：氢化可的松 200 ～ 1000mg 或甲基强的松龙 20 ～ 40mg 或地塞米松 10 ～ 30mg，静脉滴注，1 次 / 日，逐渐减量，总使用＜ 7 ～ 14 天。

（廖玉华）

62. 急性重症心肌炎的器械治疗

1）血液净化治疗。连续性肾脏替代治疗——CRRT。适应证：急性重症心肌炎合并有难治性心衰，肾功能衰竭 + 内环境紊乱，尤其是肾功能衰竭 + 重症感染。血液净化治疗 AFM 的优点：精确控制出量，迅速纠正酸中毒和电解质紊乱，清除体内病毒毒素和炎症因子，改善心力衰竭、降低病死率，改善肾脏和其他重要脏器功能。潜在风险：低血压、电解质紊乱、心律失常、感染、出血和血栓栓塞等。

2）体外膜肺氧合（ECMO）。一种改良的人工心肺机，治疗 AFM 取得进展，并发症较多。①急诊行股动静脉分离置管建立体外膜肺氧合（V-AECMO）：插管口径为 19 ～ 21Fr，股动脉置管时行旁路对置管肢体远端供血。应用 Carmeda 肝素涂敷套装管路，管路预充生理盐水 400ml，预充液中加入 20mg 肝素。转流途径为：股静脉 - 离心泵 - 膜肺 - 股动脉。间断小剂量应用肝素，维持活化凝血时间（ACT）值在 160 秒左右，流量 2 ～ 3L/min，并根据血流动力学及血气分析结果调整。② ECMO 的撤除。当辅助流量＜ 500ml/min，多巴胺＜ 5μg/（kg · min），肾上腺素＜ 0.05μg/（kg·min）时，血流动力学稳定：CI ＞ 2.5L/（min·m²），SBP ＞ 100mmHg，LAP ＜ 15mmHg，可试停 ECMO。停 ECMO 后 30 分钟，PCWP 增高＜ 5mmHg，CI 值降低＜ 0.5L/（min·m²），可以撤除 ECMO 辅助装置。

（廖玉华）

63. 急性病毒性心肌炎并发缓慢性心律失常的起搏治疗原则

完全性房室传导阻滞者，使用临时体外起搏器。Ⅱ° 以上房室传导阻滞、病态窦房结综合征患者，可短程应用地塞米松 10mg 静滴，每日 1 次，不能恢复者安装永久起搏器。

（廖玉华）

64. 病毒性心肌炎演变为扩张型心肌病的防治策略

VMC 是导致 DCM 的常见原因之一。病毒感染、宿主免疫反应、遗传和环境变化是决定 VMC 向 DCM 演变的重要因素，其中自身免疫应答机制一度是研究热点。近年随着对疾病认识的深入，病毒感染再次引起人们关注，其不仅对心肌细胞有损伤作用，而且还通过逃逸宿主先天免疫、诱导免疫因子分泌或表达异常等途径推动 VMC 向 DCM 发展进程。病毒感染既是启动又是影响 VMC 向 DCM 发生发展的关键环节，针对以上各个致病点进行干预都可能达到防治目的。目前有关抗病毒治疗研究多在动物模型和小样本的患者人群进行，但是这些研究均证实，I 型干扰素（尤其是 β 干扰素）对抑制病毒复制、改善左心室功能有良好疗效，待大规模临床循证医学证据出台将有利于其在临床推广。中药黄芪抗病毒、调节免疫功效，在 VMC 和 DCM 患者人群均已得到验证，建议 VMC 和病毒检测为阳性的 DCM 患者均应接受黄芪较长时间治疗。将 VMC 控制于初始阶段，可以减少 DCM 的发病率。

（廖玉华）

65. 扩张型心肌病的免疫学治疗

免疫性 DCM 是获得性 DCM 最常见的类型，基础研究证实 DCM 患者抗 β_1AR 抗体和抗 L-CaC 抗体可引起心肌细胞钙电流增加和早期后除极，引发心肌细胞损害及室性心动过速。中国临床观察性研究证明，抗 β_1AR 抗体和抗 L-CaC 抗体是 DCM 患者死亡和猝死的独立预测因子。

1）阻止抗体致病作用的治疗。适应于 DCM 早期、抗 β_1AR 抗体和（或）抗 L-CaC 抗体阳性、合并有室性心律失常患者，治疗目的是尽早保护心肌、预防猝死。禁忌证：低血压、心动过缓和房室传导阻滞，其中地尔硫䓬禁用于 LVEDd ≥ 7.0cm 和心功能Ⅱ～Ⅳ级患者。治疗措施：①针对抗β₁AR抗体阳性选择β受体阻滞剂：根据J-CHF和MDC试验，推荐从小剂量开始逐渐增加至最大耐受剂量，酒石酸美托洛尔25～200mg/d或琥珀酸美托洛尔缓释剂23.75～190mg/d，卡维地洛2.5～20mg，3次/日，进行早期和长期治疗；②针对抗L-CaC抗体阳性选择地尔硫草：根据ISDDC中国人治疗方案，推荐地尔硫草30mg，2～3次/日或地尔硫草缓释剂90mg，1次/日，进行早期阶段的治疗。

2）免疫吸附治疗。近20年来，免疫吸附和免疫球蛋白补充（IA/IgG）治疗DCM的模式逐渐成熟，开展了大量单中心小样本和多中心临床试验，研究显示清除AHA获得良好结果，IA/IgG治疗可用于AHA阳性的DCM患者。2016年美国血液净化治疗指南推荐免疫吸附治疗用于AHA阳性的DCM患者。

3）免疫调节治疗。中药芪苈强心胶囊治疗新近诊断的DCM患者具有免疫调节和改善患者心功能的作用，中药党参、黄芪和葛根等具有降低DCM血浆炎性因子表达和改善心功能的作用，推荐用于DCM早期的免疫调节治疗。用法：芪苈强心胶囊1.2g/次，3次/日；推荐早期和长期治疗。DCM患者的免疫调节治疗还需要继续探索。

（廖玉华）

66. 扩张型心肌病的心衰治疗要点

国内多中心临床试验资料将 DCM 分为 3 期，即早期阶段（NYHA 心功能 Ⅰ级）、中期阶段（心功能 Ⅱ～Ⅲ级）和晚期阶段（心功能Ⅳ级）。DCM 中期阶段主要是针对心衰病理生理机制的三大系统（交感神经系统、肾素－血管紧张素－醛固酮系统、利钠肽系统）的异常激活，采用三大类神经激素拮抗剂 [ACEI/ARB/ 血管紧张素受体－脑啡肽酶抑制剂（ARNI）、β 受体阻滞剂、醛固酮受体拮抗剂（MRA）] 治疗被证实能够降低心衰患者的患病率和病死率。

1）存在体液潴留的患者应限制钠盐摄入和合理使用利尿剂。利尿剂通常从小剂量开始，如氢氯噻嗪 25mg/d、呋塞米 10～20mg/d、托拉塞米 10～20mg/d 等，根据尿量口服补充氯化钾，或用复方盐酸阿米洛利 1～2 片 / 天；并逐渐增加剂量直至尿量增加，体重每天减轻 0.5～1.0kg，体液潴留症状消失后，提倡长期间断使用利尿剂。伴低钠血症的心衰患者给予口服托伐普坦 7.5～15.0mg/d，排水不排钠。使用利尿剂治疗疗效欠佳患者推荐超滤治疗清除体液潴留。

2）所有无禁忌证者都应积极使用 ACEI/ARB 或 ARNI 沙库巴曲缬沙坦钠片，均能降低心衰患者的发病率和病死率。推荐证据来源分别为：① ACEI：CONSENSUS、SOLVD 和 SAVE 试验；② ARB：Val-HeFT、CHARM-Added 和 HEAAL 试验；

③ ARNI：PARADIGM-HF 试验。心衰住院患者 ARNI 的使用剂量从小剂量（25mg，2 次 / 日）开始，根据血压水平稳定，3 ～ 5 天递增剂量，直至达到目标剂量或最耐受剂量，滴定剂量及其过程需个体化。

3）对无禁忌证、病情稳定且 LVEF ＜ 45% 的患者应积极使用 β 受体阻滞剂（CIBIS- Ⅱ、MERIT-HF 和 COPERNICUS 试验）。β 受体阻滞剂（包括美托洛尔、比索洛尔和卡维地洛）是治疗 DCM 心衰非常重要的药物，在 ACEI 和利尿剂的基础上加用 β 受体阻滞剂（无体液潴留、体重恒定），需从小剂量开始，如患者能耐受则每 2 ～ 4 周将剂量加倍，以达到静息心率不小于 55 次 / 分为目标剂量或最大耐受量。

4）中、重度心衰且无肾功能严重受损的患者可使用 MRA（RALES、EPHESUS 临床试验），螺内酯 10 ～ 20mg/d；对合并肾功能不全的患者建议谨慎使用或不使用，注意血钾监测，避免高钾血症。地高辛：主要适用于心衰合并快速房颤患者，可减慢心室率，但应注意监测患者体内地高辛浓度，用量偏小，0.125mg，1 次 / 日，或者隔日 1 次。

5）对经 β 受体阻滞剂治疗后心率＞ 70 次 / 分钟的患者，可使用伊伐布雷定 2.5 ～ 7.5mg，2 次 / 日。不提倡首先用伊伐布雷定控制患者心率，更强调 β 受体阻滞剂治疗 DCM 的多种药理作用及其临床获益。

6）中药芪苈强心。在一项多中心随机临床研究中，512 例

CHF 患者（其中 DCM 占 50% 以上）分别接受中药芪苈强心胶囊和安慰剂治疗 12 周，2 组 NT-proBNP 水平均有明显降低，但芪苈强心胶囊组较安慰剂组更显著降低 NT-proBNP 水平至少 30%（47.95% *vs.* 31.98%，P=0.002），该项研究结果得到其他临床试验的验证。

（廖玉华）

67. 扩张型心肌病猝死的防治要点

DCM 猝死防治包括药物与非药物治疗。

1）药物治疗。室性心律失常和猝死是 DCM 的常见临床表现，预防猝死主要是控制诱发室性心律失常的可逆性因素：①纠正心衰，降低室壁张力；②纠正低钾低镁；③改善神经激素机能紊乱，选用 ACEI 和 β 受体阻滞剂（有直接抗心律失常作用）；④避免药物因素如洋地黄、利尿剂的毒副作用。

2）置入式心脏转复除颤器（ICD）的指征。恶性心律失常及其导致的猝死是 DCM 的常见死因之一，ICD 能降低猝死率，可用于心衰患者猝死的一级预防；亦可降低心脏停搏存活者和有症状的持续性室性心律失常患者的病死率，即作为心衰患者猝死的二级预防。一级预防：对经过 ≥ 3 个月的优化药物治疗后仍有心衰症状，LVEF ≤ 35% 且预计生存期 > 1 年，状态良好的 DCM 患者推荐 ICD 治疗。二级预防：对曾发生室性心律失常伴血流动力学不稳定、且预期生存期＞1年的状态良好的DCM患者推荐ICD治疗，降低DCM的猝死及全因死亡风险。

（廖玉华）

68. 扩张型心肌病的心脏同步化治疗

DCM心衰患者心电图显示QRS波时限延长＞150毫秒则提示存在心室收缩不同步，可导致心衰的病死率增加。对于存在左右心室显著不同步的心衰患者，CRT可恢复正常的左右心室及心室内的同步激动，减轻二尖瓣反流，增加心输出量，改善心功能。CRT适用于窦性心律且QRS≥150毫秒伴左束支传导阻滞，经标准和优化的药物治疗后仍持续有症状、且LVEF≤35%的患者。由于DCM患者心室壁变薄，建议安装CRT电极前先进行UCG评价。

（巴音巴特、廖玉华）

69. 扩张型心肌病的心脏移植进展

DCM患者出现难治性心衰（对常规内科或介入等方法治疗无效）时，心脏移植是目前唯一已确立的外科治疗方法。

心脏移植的适应证：①心肺运动测试峰耗氧量：对于不能耐受β受体阻滞剂的患者，峰耗氧量＜14ml/（kg·min）则应考虑行心脏移植；对于正在使用β受体阻滞剂的患者，峰耗氧量

< 12ml/（kg·min）则应考虑心脏移植。②对年龄> 70 岁的患者进行慎重选择后，可以考虑心脏移植。③术前体质指数（BMI）> 35kg/m² 的患者心脏移植术后预后更差，此类肥胖患者建议在术前将 BMI 降至≤ 35kg/m²。

（廖玉华）

70. 扩张型心肌病的康复指导

注意休息：DCM 失代偿性心衰阶段应注意卧床休息，减少心脏做功；但可以在床上进行适当肢体运动，以防止血栓形成。

限制钠盐和水的摄入：一般钠盐摄入量< 3g/d，液体入量 1.0 ～ 1.5L/d，以减轻心脏前负荷。

控制和去除可能导致心衰加重的外在因素：控制体重（BMI30 ～ 35kg/m²），避免肥胖或恶病质；控制可能的并发症，如病毒感染、高血压、糖尿病、贫血等。

适当运动：心衰稳定后可在医护人员监测下进行适当的有氧运动，增加运动耐量和提高生活质量是心脏康复治疗的核心内容。当患者运动耐量> 5 个代谢当量（METs）时可以进行常规有氧运动；如运动耐量≤ 5 个 METs，只能进行最大耐受量 50% 的运动强度，以后根据医师的评估再考虑逐渐增加。

改善睡眠：作息时间规律，保证充足睡眠，避免神经功能失调。

加强心理辅导：正视 DCM 和心衰、配合治疗，减轻精神压力等。

（廖玉华）

71. 肥厚型心肌病的治疗要点

1）药物治疗。对于静息时或刺激后出现左心室流出道梗阻的患者，推荐一线治疗方案为给予无血管扩张作用的 β- 受体阻滞剂（剂量可加至最大耐受剂量），以改善患者症状；若静息时或刺激后出现左心室流出道梗阻的患者无法耐受 β- 受体阻滞剂或有禁忌证，推荐给予非二氢吡啶类钙拮抗剂维拉帕米或地尔硫䓬以改善症状（小剂量开始，剂量可加至最大耐受剂量）。但对压力阶差严重升高（≥ 100mmHg）、严重心力衰竭或窦性心动过缓的患者，此类药不宜使用。

2）经皮室间隔心肌消融术。经皮室间隔心肌消融术是通过导管将酒精注入前降支的一或多支间隔支中，造成相应肥厚部分的心肌梗塞，使室间隔基底部变薄，减轻左心室流出道压差和梗阻的方法。经皮室间隔心肌消融术虽是有潜力的治疗方法，但有关经验和长期安全性随访资料均有限。谨慎采用此种方法治疗 HCM。

3）外科室间隔心肌切除术。分经典 Morrow 手术和目前临床应用较多的改良扩大 Morrow 手术。经典的 Morrow 手术切除范围：主动脉瓣环下方 5mm，右冠窦中点向左冠窦方向 10 ～ 12mm，向心尖方向深达二尖瓣前叶与室间隔碰触位置，切除长约 3cm 的心肌组织，切除厚度为室间隔基底部厚度的 50%。改良扩大 Morrow 手术是心肌切除的范围扩大至心尖方向，切除约长 5 ～ 7cm 的心肌组织，包括前和后乳头肌周围的异常肌束和腱索；此外，还需要对左前侧游离壁肥厚的心室肌进行切除，从而有效扩大左心室的容积。与经典的 Morrow 手术相比，切除范围更广泛。国内外大量的队列研究证实，HCM 患者接受外科手术治疗后，其远期生存率接近于正常人群水平。

（廖玉华）

72. 肥厚型心肌病的猝死防治

心源性猝死是 HCM 最为严重的并发症，每年约 1% 患者发生，HCM 也是年轻人和运动员猝死的最常见原因。因此，HCM 心源性猝死的危险分层和预防是临床上最为重要的问题。目前认为预防 HCM 患者心源性猝死的可靠方法只有安装 ICD。HCM 患者避免参加竞技性体育运动，可能有助于猝死的预防。药物预防心源性猝死效果不明确，胺碘酮可能有效。

（廖玉华）

73. 肥厚型心肌病扩张期的早期识别与治疗

HCM 是一种常见的遗传性心肌疾病，主要表现为心室壁肥厚及心室腔的相对减少、并伴有心脏舒张功能障碍。HCM 的自然病程很长且呈良性进展，心脏结构很少出现明显变化，然而少数患者逐渐发生心腔扩大、室壁变薄及 LVEF 降低，出现类似 DCM 样改变，这种 HCM 的终末期改变称之为 HCM 扩张期（dilated-phase of hypertrophic cardiomyopathy，DPHCM）。DPHCM 的发病率较低，一旦从 HCM 进展到 DPHCM，则较 DCM 更为严重，病死率明显增加。近十余年来开展 HCM 室间隔化学消融术治疗，尽管短期缓解左心室流出道梗阻，但加速了 HCM 进展到 DPHCM，HCM 室间隔化学消融术日趋减少。DPHCM 治疗可参照 DCM 的治疗，多数 DPHCM 患者需进行心脏移植。

（廖玉华）

74. 限制型心肌病的治疗要点

RCM 缺乏特异性治疗方法。利尿剂能有效地降低心脏前负荷，改善患者气急和易疲乏等症状。对于伴有快速性房颤或心力衰竭患者，可试用 β- 受体阻滞剂、地尔硫卓、血管紧张素转换酶抑制剂。发生房颤者转复心律后较难维持。对于缓慢性心律失常患者，可植入永久性心脏起搏器。心房附壁血栓形成者，应尽早给予华法林治疗。严重内膜心肌纤维化可行心内膜剥脱术，切除纤维性心内膜。伴有瓣膜返流者，可行人工瓣膜置换术。对于附壁血栓者，行血栓切除术。

（廖玉华）

75. 淀粉样变心肌病是治疗起点还是丧钟？

淀粉样变心肌病临床表现类似于 HCM 或 RCM，心肌受到淀粉样物浸润。淀粉样物质的分型为：①原发性或免疫球蛋白淀粉样变性，即免疫球蛋白轻链（AL），12%～15% 的患者有多发性骨髓瘤。②继发性与慢性感染、肿瘤、结核、痛风等有关，淀粉样物质是一种非免疫球蛋白，即 AA 蛋白，主要来源于 α 球蛋白，少数来源于 C 蛋白。③其他，如家族性淀粉样变是一种常染色体显形遗传病，血浆前白蛋白与病变有关。淀粉样变心肌病的临床诊断：①心室腔不大伴发进行性难治性心力衰竭，②左心室肥厚伴心电图低电压，③左室壁均匀肥厚伴室壁活动弥漫性减低，④既往有高血压伴进行性低血压及类似陈旧性心梗图形，⑤舌体宽大肥厚。确诊需要通过心内膜活检和组织化学染色诊断，见图 2。目前尚无有效治疗方法，多发性骨髓瘤患者继发心肌淀粉样变性主要针对骨髓瘤治疗。淀粉样变心肌病临床并非少见，预后不良，发生心力衰竭后，70% 患者于 1 年内死亡。

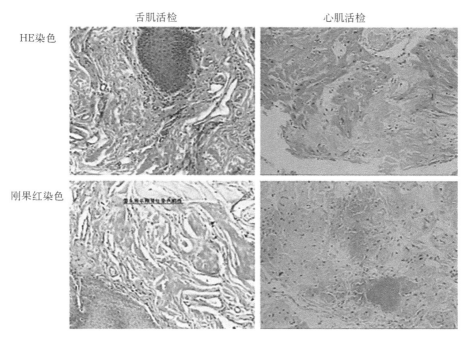

图 2　舌肌和心肌活检（×40）（彩图见彩插 2）

（廖玉华）

76. 右室心肌病的治疗要点

右室心肌病也称为致心律失常性右室心肌病，是一种右室心肌被纤维脂肪组织进行性替代的心肌病。临床主要表现为室性心动过速、右心室进行性扩大、难治性右心衰，猝死多见于年轻患者。由于病因不明，尚无有效治疗方法。目前主要是针对右心衰和室性心律失常进行对症治疗，心衰可用利尿剂治疗，ACEI、β-受体阻滞剂、螺内酯治疗可以改善心衰，室性心动过速选用胺碘酮治疗。反复发生室速患者，行射频消融室速病灶、置入埋藏型心律转复出颤器、手术治疗或心脏移植。抗凝治疗有助于预防附壁血栓形成。

（巴音巴特、廖玉华）

77. 酒精性心肌病的早期防治

酒精性心肌病（ACM）好发于 30 ～ 50 岁、饮酒量大的男性患者。戒酒是治疗 ACM 的关键。早期戒酒及标准化心衰治疗可以改善或逆转大多数 ACM 患者的心脏结构和功能，同时应补充维生素 B_1（20mg/ 次，3 次 / 日）。如未及时戒酒，ACM 患者的 5 年病死率可高达 40% ～ 50%。

（廖玉华）

78. 围生期心肌病的早期防治

围生期心肌病（PPCM）是一种发生于妊娠晚期或产后数个月的特发性心肌疾病，其心脏变化和临床表现类似于 DCM，须排除其他任何可以引起心脏变化的因素。早期诊断与治疗可使 ≥ 50% 的 PPCM 患者心脏在半年内恢复正常。尽早使用标准化心衰治疗有利于 PPCM 患者的心脏逆转，但是妊娠期及产后体内的生理变化限制了药物的使用：① ACI/ARB 有致畸作用，禁用于妊娠期，在哺乳期使用存在风险；② β 受体阻滞剂有可能降低胎儿心率、延缓胎儿发育的作用，慎用于妊娠期，在哺乳期使用存在风险；③ MRA 有可能影响胎儿性征发育，慎用于妊娠期，在哺乳期使用存在风险；④心衰急性发作时，可根据病情临时使用利尿剂、硝酸酯、多巴胺和洋地黄类药物；⑤抗凝治疗：产前及产后体内的高凝状态易引起外周血栓形成，而合并有 PPCM 的心腔内易形成血栓。因此在建议患者适当肢体活动的同时，应进行抗凝治疗。由于华法林可通过胎盘屏障导致胎儿畸形或出血，分娩前应禁用，可使用低分子肝素代替，但是分娩前应停用，以减少出血风险。PPCM 患者的心脏结构和功能恢复后，其停药时机尚不确定，应至少稳定 1 年后再考虑逐渐停药。

（廖玉华）

79. 心动过速性心肌病的早期防治

心动过速诱导的心肌病（tachycardia-induced cardiomyopathy，TCM）是指长期持续性或反复发作的快速性心律失常导致的类似 DCM 的心肌疾病，以快速型房颤最为常见。尽早使用药物或导管消融术治疗控制心室率和维持正常窦性心律对 TCM 的防治至关重要。①早期识别与诊断：既往心脏正常，单纯由心动过速引起的左心室或双心室扩大、室壁变薄、心肌收缩功能下降的心肌病变才能诊断为 TCM。既往病史不详，除了心动过速不能以其他原因来解释心肌病变，终止心动过速后心脏的结构和功能明显好转，可以诊断为 TCM；② HolterECG、电生理和 UCG 检查有助于疾病诊断；③治疗目标静息心室率＜ 80 次 / 分；④ β 受体阻滞剂是控制快速心律失常和改善心肌重构的首选用药；⑤ TCM 的心肌病变严重时，导管消融风险增高。

（郭志平、廖玉华）

80. 药物性心肌病的早期防治

药物性心肌病是指接受某些药物或毒品引起的心肌损害，临床表现类似 DCM。由于肿瘤发病率的增加，与肿瘤化疗相关的心肌病值得关注。因抗肿瘤药品对心肌毒性作用不同，需采取不同的治疗措施。

抗肿瘤药物：蒽环类化疗药（anthracyclines），如阿霉素、柔红霉素、米托蒽醌、表阿霉素等具有心肌细胞毒性作用，分子靶向治疗药如针对 HER-2/neu 原癌基因产物的人 / 鼠嵌合单抗曲妥珠单抗（trastuzumab）、某些抗血管内皮生长因子抑制剂如舒尼替尼（sunitinib）、贝伐单抗（bevacizumab）、索拉非尼（sorafenib）和蛋白酶体抑制剂如硼替佐米（bortezomib）和卡非佐米（carfilzomib）等可以靶向肿瘤组织并易损伤心肌，导致心肌病。防治措施：①对化疗患者应评价其基线心功能（如左心室射血分数，LVEF），在完成化疗时或治疗间歇期出现心衰症状时便于评价和比较心功能；②如提示化疗导致心功能恶化，应仔细评价继续化疗的获益是否会产生不可逆的心脏损害；③伴有收缩性心衰的肿瘤患者应接受规范心衰治疗；④心脏毒性高危患者建议给予右雷佐生（dexrazoxane）治疗，减少阿霉素的心脏毒性反应；⑤化疗期间建议使用细胞能量代谢药（如辅酶 Q_{10} 20mg，3次 / 日）；⑥发生心衰患者，启用心衰的标准药物治疗。

毒品类：主要包括可卡因、冰毒麻黄碱类。儿茶酚胺是这类毒品致心肌损害的主要成分。防治措施包括：戒毒 6 个月以上，启用心衰的标准药物治疗，β 受体阻滞剂推荐 α1、β1、β2- 受体拮抗剂（如卡维地洛），避免可卡因的 α1 激动效应。

（廖玉华）

81. 缺血性心肌病的防治策略

ICM 是指因冠脉循环不畅，心肌反复缺血损伤，导致心脏扩大，出现心力衰竭，类似于 DCM 的一种 ICM。临床表现为心绞痛合并心脏扩大心力衰竭，多处心肌梗死合并心脏扩大心力衰竭，无明显原因心脏扩大心力衰竭。诊断方法：①冠脉病变证据；②超声心动图：区域性室壁运动异常、心脏扩大、收缩功能减低；③ ECT 心肌显像：环状面大于 40% 的缺损，ECT 可用于梗死后心肌细胞存活的评价。ICM 的治疗：①心肌血运重建术：对于心绞痛或心肌梗死后合并心力衰竭的患者尽早进行经皮冠脉介入治疗或冠脉搭桥手术，心肌血运重建后可以逆转顿抑或冬眠心肌，增加存活心肌，改善心功能。②心力衰竭的治疗。③改善缺血心肌细胞代谢治疗，曲美他嗪，20mg 口服，每日 3 次。ICM 年病死率 3% ～ 15%。

（郭志平、廖玉华）

82. 克山病的治疗原则

克山病的原则是采用综合治疗，抢救心源性休克，控制心衰和纠正心律失常等。克山病急型治疗可参照急性重症心肌炎的救治，亚急型治疗类似可参照急性心肌炎的治疗，慢型治疗可参照 DCM 的长期治疗。

（廖玉华）

83. 继发性心肌病的治疗概述

继发性 DCM 是指全身性系统性疾病累及心肌，心肌病变仅仅是系统性疾病的一部分。继发性 DCM 我国常见有以下几种类型。①自身免疫性心肌病：符合 DCM 临床诊断标准，具有系统性红斑狼疮、胶原血管病或白塞氏病等证据。②代谢内分泌性和营养性疾病继发的心肌病：符合 DCM 临床诊断标准，具有嗜铬细胞瘤、甲状腺疾病、肉毒碱代谢紊乱或微量元素（如硒）缺乏导致心肌病等证据。③其他器官疾病并发心肌病：如尿毒症性心肌病、贫血性心肌病或淋巴瘤浸润性心肌病等，符合 DCM 临床诊断标准。该病的治疗主要是针对心衰的治疗和针对全身性系统性疾病的治疗（参见相关全身性系统性疾病的治疗）。

（廖玉华）

84. 心肌病心力衰竭患者利尿剂抵抗的原因分析及应对策略

利尿剂抵抗是指在使用足量袢利尿剂的情况下，心衰患者体内水钠潴留的状态未得到改善而不能达到钠水摄入和排泄平衡的状态。使用足量袢利尿剂是指慢性心衰患者每天使用呋塞米80mg 以上仍然持续性水肿。

1）利尿剂抵抗的原因分析。利尿剂抵抗的原因包括：①胃肠道水肿导致口服利尿剂吸收不良（剂量不足）；②肾血流减少 -RAAS 和 SNS 兴奋，导致钠在近曲小管的重吸收增加（直接促使水钠潴留）；③长期使用袢利尿剂导致 RAAS 激活进一步引起远端小管上皮细胞增生（钠重吸收增加）；④低钠血症（利尿剂过量）；⑤钠盐摄入未控制；⑥非甾体类抗炎药影响（阿司匹林抑制 PE 合成，减少肾脏血流，降低利尿剂在肾小管中的浓度）；⑦遗传因素（钠钾氯转运体功能缺陷）。

2）利尿剂抵抗的应对策略。利尿剂抵抗的处理方法包括：①一般处理。控制钠盐摄入；积极纠正酸中毒和低钠血症；适当调整利尿剂剂量（避免剂量不足或过量）；纠正低血容量；使用 RAAS 拮抗剂。②换药或联合应用利尿剂。襻利尿剂＋氢氯噻嗪，在远端小管阻断钠的重吸收，可防止襻后利尿导致的钠重吸收；襻利尿剂＋托伐普坦（1/2 ～ 1/4，低钠血症）。③静脉输注襻利尿剂。避免了药物在肠道的吸收，持续静脉内给药或 1 日内多次静脉推注。④联用增加肾血流量的药物。小剂量多巴胺，＜ 3μg/（kg·min）；小剂量硝普钠、硝酸甘油、多巴酚丁胺等药物。⑤其他药物。静脉输注脑利钠肽、左西孟旦、松弛素等。⑥超滤。超滤的优点是快速清除更多的容量负荷和钠盐，缓解心衰症状，降低患者住院时间和再住院率。临床应用设备简单，本科室人员床边即可操作；可以直接经外周静脉或中心静脉穿刺建立体外循环，不需要建立动静脉内瘘；低体外血流速度和低体外循环血量对血流动力学影响小；超滤液与血浆等渗，实施超滤过程中不需要置换液和透析液对电解质和酸碱平衡影响很小；费用少。可能的并发症和不良后果：出血和／或栓塞、低血压、肾功能不全、血电解质紊乱等。血肌酐≥ 3mg/dl（265μmol/L）者禁忌。

（廖玉华）

85. 心肌病需要抗血小板或抗凝治疗吗？

心肌病包括不同类型，没有心腔扩大的 HCM 不提倡抗血小板治疗；心腔扩大伴发 CHF 患者，如 DCM 患者的栓塞并发症与心腔附壁血栓有关。CHF 患者发生缺血性脑卒中、深静脉血栓、肺栓塞事件比一般人群高，然而抗凝治疗在 CHF 患者中的应用却存在争议。2014 年中国心力衰竭诊断与治疗指南建议，CHF 出现血栓栓塞事件发生率较低，每年 1% ～ 3%，一般无需常规抗凝或抗血小板治疗。

中国 DCM 诊断和治疗指南建议，DCM 患者的心房、心室扩大，心腔内常见有附壁血栓形成。栓塞是本病常见的并发症，对于已经有附壁血栓形成和血栓栓塞并发症发生的患者必须接受长期抗凝治疗。由于多数 DCM 心衰患者存在肝淤血，口服华法林时须调节剂量使国际化标准比值（INR）保持在 1.8 ～ 2.5 之间，或使用新型抗凝药（如达比加群酯、利伐沙班）。

对于合并心房颤动的患者 CHA_2DS_2-VASc 评分≥ 2 分者（表4），应考虑接受口服抗凝治疗，可使用华法林或新型抗凝药，预防血栓形成及栓塞。单纯 DCM 患者如无其他适应证，不建议常规应用华法林和阿司匹林。

表 4 CHA2DS2-VASc 评分

	危险因素	评分
C	充血性心力衰竭	1
H	高血压	1
A	年龄≥ 75 岁	2
D	糖尿病	1
S	卒中 /TIA/ 栓塞史	2

续表

	危险因素	评分
V	血管病史	1
A	年龄 65～74 岁	1
Sc	性别（女性）	1
		最高评分 9

CHA2DS2-VASc 评分≥2 者需口服抗凝药物；评分为 1 分者，口服抗凝药物或不进行抗栓治疗均可；无危险因素，即评分 0 分者不需抗栓治疗。

（廖玉华）

参考文献

1. 袁璟，汪朝晖，廖玉华. 从病毒性心肌炎演变为扩张型心肌病：病毒的作用. 临床心血管病杂志，2012，28（2）：81-82.

2. 中华医学会心血管病学分会，中国心肌炎心肌病协作组. 中国扩张型心肌病诊断和治疗指南. 临床心血管病杂志，2018，34（5）：421-434.

3. Bozkurt B，Colvin M，Cook J，et al. Current Diagnostic and Treatment Strategies for Specific Dilated Cardiomyopathies：A Scientific Statement From the American Heart Association. Circulation，2016，134（23）：e579-e646.

4. 中华医学会心血管病学分会精准医学学组，成人爆发性心肌炎工作组. 成人爆发性心肌炎诊断与治疗中国专家共识. 内科急危重症杂志，2017，45（6）：443-453.

5. 中华医学会心血管学分会中国成人肥厚型心肌病诊断与治疗指南编写组. 中国成人肥厚型心肌病诊断与治疗指南. 中华心血管病杂志，2017，45（12）：1015-1032.

五、心肌炎和心肌病的"国际指南"之我见

86. 中国扩张型心肌病诊治指南的要点

　　DCM 是一类异质性心肌病，是心力衰竭和猝死的常见疾病，严重危害人类健康。《中国扩张型心肌病诊断和治疗指南》充分地引用了中国专家研究 DCM 的临床证据，积极推荐了 DCM 的病因诊断和生物标志物检测、早期诊断和早期病因治疗的新理念与新方法。

　　86.1　明确 DCM 的病因诊断和生物标志物检测。伴随着分子遗传学的发展，该指南将心肌病分为原发性和继发性。原发性 DCM 包括家族性 DCM、获得性 DCM 和特发性 DCM。获得性 DCM 是指遗传易感与环境因素共同作用引起的 DCM。继发性 DCM 是指全身性系统性疾病累及心肌，心肌病变仅仅是系统性

疾病的一部分。该指南倡导 DCM 病因诊断，生物标志物包括遗传标志物和免疫标志物抗心肌抗体有助于家族性 DCM 和免疫性 DCM、围生期心肌病、特发性 DCM 的病因诊断，积极推荐抗心肌抗体临床检测工作的普及。病史询问有助于酒精性心肌病、围生期心肌病的临床诊断。

86.2 完善 DCM 早期诊断线索与筛查。如何提高 DCM 早期诊断水平，DCM 早期诊断路径具有实用性。

（1）出现不明原因的心脏结构和 / 或功能变化，具有以下之一者：①左心室扩大但是 LVEF 正常：LVEDd ＞年龄和体表面积预测值的 2 倍 SD+5%，② LVEF45% ～ 50%，③心电传导异常；

（2）检测出与心肌病变有关的基因变异。

（3）血清抗心肌抗体检测为阳性。

（4）磁共振平扫与延迟增强成像检查显示心肌纤维化。

2016 年 1 月 ESC 将抗心肌抗体列为 DCM 早期筛查标志物。该指南列举国内外资料，抗心肌抗体在 41% ～ 85% 特发性 DCM、60% 家族遗传性 DCM 和 46% ～ 60% 围生期心肌病患者检出阳性，该指南推荐对于心脏扩大非缺血性心衰患者，常规检测抗心肌抗体，提供 DCM 免疫诊断、指导选择针对性治疗和预测 DCM 猝死和死亡风险。特发性 DCM 患者抗线粒体腺嘌呤核苷异位酶抗体是 1985 年德国学者 Schultheiss 率先发现，随后发现了不同心肌靶蛋白的自身抗体，并研究了抗体致病机制。2011 年廖玉华发现 DCM 患者抗 L 型钙通道抗体（抗 L-CaC 抗体）可以引起室性心律失常和猝死，并阐明其作用机制。2014 年浦介麟等临床研究证实 DCM 组（$n=732$）和对照组（$n=834$）随访 52 个月，DCM 患者抗 L-CaC 抗体阳性组总死亡、全因死亡和猝死均显著高于对照组；2062 例 CHF 与 824 例对照组人群随访 36 个月，在 CHF 患者 379 例死亡中，猝死率 DCM 组 40.37% 和 ICM 组 39.07%，DCM 和 ICM 组抗 β_1AR 抗体阳性患者的猝死率显著高于对照组。中国 DCM 荟萃分析抗心肌抗体对于 DCM 早期诊断具有较高的敏感度及特异性。中国多项临床观察性研究证实抗 L-CaC 抗体和抗 β_1AR 抗体阳性具有 CHF 死亡和 DCM 猝死的独立预测价值。

86.3　推进 DCM 的早期病因治疗。降低 DCM 病死率需要早期诊断和早期干预。在 DCM 早期阶段，该指南积极推荐针对 DCM 病因治疗包括免疫学治疗和尽早应用神经激素拮抗剂治疗，可减少心肌损伤和延缓病变发展。该指南创新性提出 DCM 免疫学治疗的方法。

86.3.1　阻止抗体致病作用的治疗。指南推荐了针对不同抗体阳性患者早期应用 β 受体阻滞剂和地尔硫卓治疗。国内外完成多中心随机临床试验（MDC、DiDi、ISDDC 试验）。通过临床荟萃分析证实，在地高辛、利尿剂、ACEI、硝酸盐类等药物治疗基础上，与对照组相比，β 受体阻滞剂进一步降低 39% 全因死亡风险，地尔硫卓进一步降低 58% 全因死亡风险和心衰再住院率。治疗措施：①针对抗 β_1AR 抗体阳性患者选择 β 受体阻滞剂；根据 J-CHF 和 MDC 试验，推荐从小剂量开始逐渐增加至最大耐受剂量，酒石酸美托洛尔 25 ～ 200mg/d 或琥珀酸美托洛尔缓释剂 23.75 ～ 190mg/d，卡维地洛 2.5 ～ 20mg，3 次 / 日，进行早期和长期治疗；②针对抗 L-CaC 抗体或 / 和抗 ANT 抗体阳性患者选择地尔硫䓬：根据 ISDDC 中国人治疗方案，推荐地尔硫䓬 30mg，2 ～ 3 次 / 日或地尔硫䓬缓释剂 90mg，1 次 / 日，进行早期阶段的治疗。

86.3.2 免疫吸附治疗。近 20 年免疫吸附和免疫球蛋白补充（IA/IgG）治疗 DCM 的模式逐渐成熟，开展了大量单中心小样本和多中心临床试验，清除抗心肌抗体都获得良好结果，免疫吸附和免疫球蛋白补充（IA/IgG）治疗可用于 DCM 抗心肌抗体阳性患者。

86.3.3 免疫调节治疗。中国十二五支撑计划多中心随机双盲安慰剂对照 QLQX-DCM 临床试验，证实中药芪苈强心胶囊治疗新近诊断的 DCM 患者具有免疫调节作用和改善患者心功能，在规范化心衰治疗的基础上，芪苈强心胶囊比安慰剂治疗 DCM 随访 1 年，全因病死率减少 2.2%。用法与剂量：芪苈强心胶囊 1.2g，3 次 / 日；推荐早期和长期治疗。

86.4 三类神经激素拮抗剂治疗心衰。针对心力衰竭病理生理机制三大系统（交感神经系统、肾素血管紧张素醛固酮系统、利钠肽系统）的三类神经激素拮抗剂（β- 受体阻滞剂、ACEI/ARB/MRA、ARNI）被证实能够降低心力衰竭患者的患病率和病死率。DCM 的病理生理特征是心室扩大和收缩功能降低，心室长期受到牵拉，心室肌利钠肽（BNP）容易被激活与释放，然而BNP 半衰期 18 分钟，很快被中性内肽酶降解。ARNI 尤为适合DCM 的治疗，扩大的心室受牵拉释放 BNP，沙库巴曲缬沙坦抑制中性内肽酶，保留内源性 BNP 不被降解，能够发挥更好的治疗作用。笔者对 DCM 左心室舒张期末内径 8 ~ 11cm 患者改用沙库巴曲缬沙坦钠片从 12.5mg，2 次 / 日治疗，通过观察血压变化，短期内增加剂量，逐步到最大耐受剂量，DCM 患者心功能得到快速改善。笔者推测：缬沙坦携带沙库巴曲定向到 AT_1 受体分布细胞，更有效地发挥各自的药理作用，维持内源性 BNP 改善心功能，沙库巴曲缬沙坦发挥对利钠肽系统的保护作用，调节心力衰竭病理生理机制三大系统的失衡，治疗 DCM 能够发挥更好作用。因此，指南推荐沙库巴曲缬沙坦钠片 25mg，2 次 / 日作为起始治疗，100 ~ 200mg，2 次 / 日作为目标治疗剂量。

在中国十二五支撑计划和国家 973 项目的支持下，中国专家完成了 DCM 病因的临床观察性研究和随机多中心临床试验，为指南的观点创新提供了中国研究证据，更新了 2007 年中国心肌病诊断治疗建议，为中国 DCM 指南谱写了全新内容。

（廖玉华）

87. 近期国际指南心肌病分类之我见

心肌病是一组不同表型心肌疾病的总称，临床表现包括从早期无症状到严重心衰或恶性心律失常、甚至猝死，心脏大小可以轻度异常或明显扩大／肥厚等，存在显著的异质性和多样性。自1980年世界卫生组织（WHO）／国际心脏病学会及联合会（ISFC）首次报道心肌病的统一定义和分类以来，随着医学科学技术的进步和发展，心肌病的定义和分类也得到不断更新和改进，其中最有代表性的为：1995年WHO/ISFC《心肌病的定义和分类》、2006年美国心脏协会（AHA）科学声明之《心肌病的现代定义和分类》、2008年欧洲心脏病学会（ESC）心肌心包疾病工作组立场声明之《心肌病的分类》、2013年世界心脏联盟（WHF）《心肌病的MOGE（S）分类方法》。2007年中华医学会心血管病分会、中国心肌病诊断与治疗建议工作组根据国内外研究现状，制定了《心肌病诊断和治疗建议》，对我国心肌病的临床实践发挥了重要的指导作用。然而，虽然近年心肌分子遗传学和分子生物学的飞速发展大大提高了人们对心肌病的病因和发病机制的认识，但同时也给心肌病的分类和诊治带来很多争议。2018年在总结以往研究基础上，以廖玉华为代表的中国心肌炎心肌病协作组制定了有创新性的《中国扩张型心肌病诊断和治疗指南》，并提出了新的DCM分类方法，展示了更高的科学性和合理性。

"心肌病"这一专用医学名词最早是由英国心脏病专家Bregden于1957年首先创建的，用来描述当时一些不常见的、非冠脉病变导致的、特发性心肌疾病。1961 年另一位英国心脏病专家 Goodwin 根据心脏结构和功能的改变，初步将心肌病分为 3 种类型，即 DCM、HCM 和 RCM。1980 年 Brandenburg 等主持的 WHO/ISFC 工作组第 1 次将心肌病正式统一定义为"不明原因的心肌疾病"，并且保留以上 3 种类型分类方法。对于已知病因或与其他系统疾病有关的心肌病，工作组将其归类为"特异性心肌疾病"，包括由感染性、代谢性（如淀粉样变等）、系统性、遗传性、过敏和中毒性（如酒精等）等疾病所导致的心肌病变，及围生期心肌病；同时将不易分属以上类型的心肌病归类为"未分类心肌病"。虽然在此次报道中，工作组指出 HCM 发病可能与常染色体显性遗传有关，但是认识有限，3 种心肌病病因仍均不明确；而且在特异性心肌病中剔除了继发于高血压、肺动脉高压、冠状动脉疾病、瓣膜性心脏病、或先天性心脏病的心肌病变，具有较大的局限性。

随着家族性心肌病患者突变基因的逐渐发现、及冠状动脉造影和心脏超声心动图等技术的提高，心肌病的病因及其发病机制引起越来越多的关注。1995 年 WHO/ISFC 重新颁布了心肌病的定义和分类（表 5）：①去除了"不明原因"，心肌病被定义为是伴有心肌功能异常（或障碍）的心肌疾病；②其分类方法主要依据疾病病理生理特点和病因 / 发病因素，不仅在原有类型基础上新增了"致心律失常性右室心肌病（ARVC）"，而且对各种类型心肌病的可能病因进行了简单描述；③将"特异性心肌疾病"

改为"特异性心肌病（specificcardiomyopahies），包括缺血性、瓣膜性、高血压性、炎症性、代谢性、系统疾病性、神经肌肉性、过敏和中毒性、及围生期心肌病；④将心肌致密化不全归类于未分类心肌病。由于这次报告的心肌病分类方法较为系统地概况了当时心肌病知识的进展状况，得到国内外医学工作者广泛认可和接受，但是它也存在缺陷：①分类基础仍是心脏的形态和／或功能变化；②有些心肌疾病具有两种不同类型心肌病的表型特征，如心肌淀粉样变不仅表现有心肌肥厚，其心室充盈也明显受限；③心肌病一种表型可能向另一种表型转化，如有些 HCM 可以演变至 DCM 心脏扩大、心力衰竭阶段；④虽然工作组认为有些心律失常和传导系统疾病也可能为原发性心肌功能异常，但是并未将其列为心肌病范围，而心动过速引起的心肌病却逐渐引起重视。

表5 1995 WHO／ISFC 心肌病的分类

分类	疾病特征与可能的病因
DCM	以左心室或双心室扩张、收缩功能受损为特征 病因可能为特发性、遗传／基因变异、病毒和／或免疫性、酒精／中毒性、或与已知的心血管病相关但其心肌损伤程度又不能以异常负荷或缺血状况来解释
HCM	以左心室和／或右心室肥厚为特征，多呈不对称性肥厚且累及室间隔。心肌细胞肥大、排列紊乱，心肌间质纤维增多 病因与常染色体显性遗传有关，心肌肌小节收缩蛋白基因突变具有致病性

续表

分类	疾病特征与可能的病因
RCM	以单/双心室充盈受限、舒张容积下降、及室壁厚度和收缩功能基本正常为特征。心肌间质纤维化明显增多 病因可能为特发性、或继发于其他疾病（如淀粉样变、伴有/不伴有嗜酸粒细胞增多的心内膜疾病）
ARVC	以右心室心肌被纤维脂肪组织进行性替代为特征，后期可累及左心室 病因与常染色体显性遗传有关，但是表型不完全外显，也有隐形遗传报道
未分类心肌病	少数不适合分属以上类型的心肌病（如纤维弹性组织增生、致密化不全性心肌病、心肌收缩功能障碍伴轻度扩张、线粒体相关的心肌病）
特异性心肌病	与已知特异性心脏病或系统性疾病有关的心肌疾病 病因包括缺血性、瓣膜性、高血压性、炎症性、代谢性、系统疾病性、神经肌肉性、过敏和中毒性、及围生期心肌病

经过 11 年的研究和发展，尤其是分子遗传学技术对致病基因的逐步揭示，以往的分类方法已不能反映现代心脏病学要求。2006 年 AHA 发表了心肌病新的定义和分类，认为其是一组伴有心脏机械和 / 或电活动障碍的异质性心肌疾病，心室常表现异常肥厚或扩张，但也可能正常；病因多样，最常见的为基因异常；心肌病既可能只局限于心肌，也可以是全身系统性疾病的一部分，常导致进行性心力衰竭或心血管死亡。由于定义范围的扩大，与以往不同的是，此次分类以基因 / 遗传和分子生物学为基础、首先根据器官受累范围将心肌病分为原发性和继发性 2 组（表 6）：①根据以前"特异性心肌病"的定义，人们通常理

解其即为继发性的心肌病，但是直至此次分类，才明确提出原发性心肌病和继发性心肌病的概念；②原发性心肌病又根据病因和发病机制分为遗传性、获得性和混合性3种类型，其中遗传性心肌病中除了 HCM、ARVC、左室心肌致密化不全（LVNC）等以外，还新增了具有大致正常心脏的离子通道病；混合性心肌病包括 DCM 和 RCM；获得性心肌病主要包括心肌炎和应激性心肌病，并对围生期心肌病的发病特点、及心动过速性心肌病和酒精性心肌病的预后都进行了相应描述；③在继发性心肌病中，系统性相关疾病和继发因素较前有所增多，但是未列入高血压、心脏瓣膜病、冠心病和先天性心脏病等所导致的心肌病变；④未设立未分类心肌病类型。虽然这种分类方法对深入了解心肌病在基因和分子水平上的发病机制有重要帮助，但是它也引发了很多争论：①过于强调基因/遗传特性，一方面临床检测有难度，另一方面忽视了病理生理分型对于临床诊断和治疗的指导作用；②同一种基因变异可能引起不同的心肌病表型，不同的类型之间有重叠因素；③将离子通道病和传导系统疾病归类于原发性心肌病的不确定性。

表6 2006 AHA 心肌病的分类

分类	常见疾病
原发性心肌病	
遗传性	HCM、ARVC/D、LVNC、糖原贮积症（PRKAG2/Danon）、心脏传导系统疾病、线粒体肌病、离子通道病

分类	常见疾病
混合性	DCM、RCM
获得性	炎症性心肌病（心肌炎）、应激性心肌病、围生期心肌病、心动过速性心肌病等
继发性心肌病	浸润性（淀粉样变性等）、贮积性（包括 II 型糖原贮积症等）、中毒性、心内膜性、炎症性、内分泌性、神经肌肉性、营养缺乏性、自身免疫性、电解质紊乱、抗癌药物或放疗所致的心肌病变等

为了更有利于临床实践，2008 年 ESC 又发表了新的心肌病分类标准：①首先在定义中就去除了冠心病、高血压、心脏瓣膜病和先天性心脏病所导致的心肌病变；②以心脏形态和功能表型的不同为分类依据，将心肌病分为 HCM、DCM（包括围生期心肌病等）、ARVC、RCM 和未分类心肌病（包括 LVNC 和应激性心肌病等）5 大类型，然后再根据分子遗传特性将每一类型进一步划分为家族／遗传性和非家族／遗传性 2 种亚型，每种亚型又包括有已知和未知原因的不同分型。摒弃了传统上的原发性和继发性心肌病的界定；③未将离子通道病和传导系统疾病纳入心肌病范围（表 7）。这种分类方法与 1995 年 WHO/ISFC 的分类方法相近，更简化和贴近临床，并且也突出了现代心肌病发展的遗传学机制。然而，将不同的继发性心肌病也只简单地以心脏形态和功能学来划分给临床诊治带来很多困惑：如心肌淀粉样变性既可以归类于 HCM 又可以归类于 RCM，表型重叠性高；而原发性心肌病和不同原因的继发性心肌病在治疗措施上也存在显著差

表 7　2008 ESC 心肌病分类

HCM	DCM	ARVC	RCM	未分类心肌病
家族/遗传性：				
家族性，基因未明 肌节蛋白突变： β-MHC, cMYBPC, TNI, TNT, α-TPM, 肌球蛋白必需轻链和调节 轻链, 心肌肌动蛋白, α-MHC, 肌联蛋白, TNC, 肌LIM蛋白 糖原贮积症： Pompe, Forbes, Danon 溶酶体贮积症： Fabry's 和 Hurler's 病等 脂肪酸代谢异常 肉碱缺乏 B-Akt 缺乏 线粒体细胞病 HCM综合征： Noonan's 和 LEOPARD 综合征, Friedereich's 共济失调, Bedwith- Wiedermann 和 Swyer's 综合征 其他： 受磷蛋白启动子突变, 家族性淀 粉样变等	家族性, 基因未明 (见 HCM) Z盘突变： 肌LIM蛋白, TCAP 细胞骨架基因： 肌营养不良蛋白, 肌间线蛋 白, Metavinculin, Sarcoglycan 复合体, CRYAB, Epicardin 核膜蛋白： LaminA/C, Emerin 轻度扩张的心肌病 (MDCM) 闰盘蛋白突变 (见 ARVC) 线粒体细胞病	家族性, 基 因未明 闰盘蛋白突 变： Plakoglobin Desmoplakin 心肌 RyR2 TGF-β3	家族性, 基因未明 肌节蛋白突变： TNI (RCM+/- HCM), 肌球蛋白 必须轻链 家族性淀粉样变 性： 载甲状腺素蛋 白 (RCM+ 神经 病变), 载脂蛋白 (RCM+神经病变) 结蛋白病 弹性假黄瘤病 血色沉着病 Fabry's 病 糖原贮积症	左心室病变： 致密化不全, Barth 综合征, LaminA/C, ZASP, α-小肌 营养不良蛋白

续表

非家族/遗传性

HCM	DCM	ARVC	RCM	未分类心肌病
肥胖	心肌炎 (感染性/中毒性/免疫性)	炎症?	淀粉样变 (AL/前蛋白)	应激性心肌病
糖尿病母亲所生婴儿	川崎病		硬皮病	
运动员训练	嗜酸粒细胞性 (ChurgStrauss 综合征)		心内膜纤维化:	
淀粉样变 (AL/前蛋白)	病毒持续存在		嗜酸粒细胞增多综合征、特发性、染色体病、药物 (5-HT、麦角新碱、麦角胺、水银制剂、白消安)	
	药物		类癌性心脏病	
	妊娠		转移瘤	
	内分泌性		辐射	
	营养缺乏:		药物 (蒽环类)	
	VitB1、肉碱、硒、低磷酸盐血症、低钙血症			
	酒精			
	心动过速性心肌病			

异。为弥补以上不足，2013 年 ESC 又发布了关于《心肌病的诊断性检查：填补临床表型和最终诊断之间的差距》的立场声明，通过创建包含有病史、体格检查、心电图、心脏磁共振等影像学检查、及心内膜心肌活检在内的、系统的临床评估路径，寻找心肌病诊断线索；再应用基因分析等技术确定特定心肌病的亚型，以达到准确诊断和提高治疗水平的目的。

虽然以上 2 种分类方法都各有优势和缺点，争议较大，但是它们共同点也比较突出：重视心肌病的病因诊断，尤其是基因变异 / 遗传。对于是否应将离子通道病和心脏传导系统疾病归纳入心肌病范畴，至今尚无明确结论，但是 2011 年美国节律学会（HRS）/ 欧洲心脏节律学会（EHRA）、及中华医学会心血管病学分会先后发表了《遗传性心脏离子通道病与心肌病基因检测专家共识》和《遗传性心脏离子通道病与心肌病基因检测中国专家共识》，详细阐述和强调了基因检测在离子通道病和心肌病诊断与临床决策中的重要性。致病基因的发现有助于心肌病临床事件的早期评估、预防及其针对性治疗，有利于相关家族成员的早期筛查和干预；产前诊断还可以实现优生优育。然而，根据现有认识水平，基因检测也面临很多问题，如未知致病基因的筛查、基因检测假阳性率较高等。基因检测目前还不能作为疾病的惟一诊断，全面的临床评估是心肌病最终诊断和治疗措施的选择的重要前提。

为更好地将心肌病遗传特性与临床表型相结合，2013 年

Arbustini 等通过借鉴肿瘤 TNM 分期提出了一种创新性的心肌病分类方法：MOGE（S）法，涵盖心脏形态功能特征（M）、受累器官（O）、遗传模式（G）、病因注释（E）、及心功能分期 / 分级（S）共 5 个方面内容（表 8）。MOGE（S）分类方法的发表得到了 WHF 的支持，并且引起了众多关注。它对心肌病的遗传与获得性病因因素、心脏结构与功能、疾病的严重程度等信息的细致描述，为心肌病的精准诊断、相应治疗和预后提供了全面的参考价值。虽然这种分类方法比较复杂、主要针对的是遗传性心肌病、没有纳入离子通道病、提供的获得性因素有限，但是它的补充和优化空间比较大，并且该分类法的提出者还专门创建了一个网站（http：//moges.biomeris.com），为临床工作者提供了一个应用该方法对心肌病进行分类的平台，因此具有一定的临床推广前景。

任何与疾病相关权威观点的出台目的均为临床诊治。我国在 2007 年以前一直借鉴使用 1995WHO/ISFC《心肌病的定义和分类》；2007 年在注意到 2006AHA 新的定义和分类中的基因 / 遗传因素重要性后，制定的《心肌病诊断和治疗建议》仍然是从临床实用性出发，将原发性心肌病分为 DCM、HCM、RCM、ARVC 和未定型心肌病（即未分类心肌病）5 种类型，并且 VMC 演变为 DCM 属于继发性心肌病、LVNC 仍归类为未定型心肌病、不纳入心脏形态和结构正常的离子通道病。该建议主要为 DCM、HCM 和 ARVC 的诊断和治疗提供了临床指导意见，但是

表8 2013 WHF 心肌病 MOGE (S) 分类法及常见表达

M (形态功能表型)	O (受累器官/系统)	G (遗传方式)	E (病因注释)	S (心功能分期/分级)
(D) 扩张型	(H) 心脏	(N) 无家族史	(G) 遗传病因－标注基因和突变	ACC/AHA 分期: A, B, C, D
(H) 肥厚型	(M) 肌肉, 骨骼肌	(U) 家族史不详	(NC) 非基因携带者－标注检测阴性基因	
(R) 限制型	(N) 神经系统	(AD) 常染色体显性	(OC) 肯定携带者	NYHA 分级: I, II, III, IV
(A) ARVC	(C) 皮肤	(AR) 常染色体隐性	(ONC) 肯定非携带者	
(NC) LVNC	(E) 眼睛	(XLR) X连锁隐性	(DN) 全新突变	
重叠表型: (H+R), (D+A), (NC+H), (H+D), (D+NC), (H+R+NC)	(A) 听力	(XLD) X连锁显性	(C) 复杂基因突变 (至少>1个)－标注所有致病基因和突变	
(E) 早期	(K) 肾脏	(XL) X连锁	(Neg) 已知致病基因但检测为阴性	
(NS) 非特异性表型	(G) 胃肠道	(M) 母系遗传	(NA) 无可行的基因检测	
(NA) 信息不明确	(S) 骨骼系统	(DN) 新发生的	(N) 未确定的基因缺陷	
(O) 未受影响	(O) 器官/系统未受累	(O) 未检测到的家族史	(O) 未进行基因检测	
			(A-TTR) 遗传性淀	

续表

M（形态功能表型）	O（受累器官/系统）	G（遗传方式）	E（病因注释）	S（心功能分期/分级）
			粉样变性 （HFE）血色沉着病 非遗传性病因： （M）心肌炎 （V）病毒感染－标注心肌中检测的病毒 （A）自身免疫/免疫（AI-S疑诊，AI-P确诊） （A）淀粉样变性－标注类型（A-K，A-L，A-SAA） （I）非病毒性感染－标注病原体 （T）中毒性－标注中毒原因/药物 （Eo）嗜酸粒细胞增多性心脏病	
M_D，M_H，M_A，M_{NC}，M_O，M_{H+R}，M_{D+A}	O_H，O_M，O_K，O_C	G_N，G_U，G_{AD}，G_{AR}，G_{XLR}，G_{XLD}，G_M，G_{DN}	E_{G-MYH7}（R403E），E_{V-HCMW}，$E_{M-SARCOILOSIS}$	S_{A-I}，S_{A-II}

对于 3 种疾病的基因突变 / 遗传病因都予以了重视。由于环境因素在心肌病发生发展中也有重要作用，该《建议》将 DCM 又根据病因分为特发性、家族遗传性和继发性 3 种类型，并将 ICM、感染 / 免疫性 DCM、中毒性 DCM（包括酒精性心肌病）、围生期心肌病、及神经肌肉性、自身免疫性、代谢内分泌性和营养性 DCM 样心肌病变均归类于继发性 DCM。虽然有不少心肌病变都有基因变异 / 遗传背景，但是随着分子生物学进展和临床医学的提高，环境因素在心肌病发生发展中的关键作用也逐渐揭示。《建议》撰写者之一廖玉华教授一直呼吁关注心肌病病因学诊断和针对性治疗，2007 年即提出根据病因将心肌病分为遗传性和获得性两种类型，2008 年又更新提议一种新的分类方法：首先从心脏形态和功能表型进行分类，再根据其家族遗传性、获得性和混合性病因确定最终诊断和类型。

随着 DCM 常见致病原因的研究趋于明确，2016 年 ESC 和 AHA 先后发表声明，将 DCM 定义为一组异质性心肌疾病，以心室扩大和心肌收缩功能降低为特征，发病时除外高血压、心脏瓣膜病、先天性心脏病和 ICM。同时，ESC 从遗传病因出发，将 DCM 分为遗传性和非遗传性两类，其中后者主要包括药物和中毒性心肌病、心肌炎、围生期心肌病等继发性 DCM，但是也强调后者可能有遗传因素参与，提出 DCM 早期家族史和免疫分子标志物抗心肌抗体（AHA）筛查对 DCM 防治的重要性；而 AHA 将一些特殊类型的 DCM（部分存在分类争议，如心肌淀粉样变和心肌致密化不全等）的诊断和治疗策略进行了详细描述。

2018年，廖玉华教授在潜心致力于DCM免疫学研究二十多年基础上，总结国内外相关研究资料，并借鉴国外指南或共识的优点，领导中国心肌炎心肌病协作组制定了有创新性和中国特色的《中国扩张型心肌病诊断和治疗指南》。新指南中提出的DCM的病因分类不仅具有更强的临床实用性，而且也展现了新的遗传学和免疫学理念（图3）。指南首先依据遗传学基础，将DCM分为原发性和继发性两组。原发性是指心肌病变时原发的、初始的和相对单一的；继发性是指全身系统性疾病累及心肌，心肌病变只是其中的一部分。原发性DCM根据病因又分为家族性、获得性和特发性3种类型，其中获得性又进一步根据具体病因分为免疫性DCM、酒精性心肌病、围生期心肌病和心动过速性心肌病4种类型。需要注意的是：①免疫性DCM的提出是新指南的重要亮点，它主要指的是临床常见的、由VMC演变而来的DCM。由于继发于病毒感染的自身免疫机制、尤其是AHA在演变过程中有重要作用，针对此病因和发病机制的免疫学治疗有早期保护心肌、改善DCM预后的重要作用。②导致DCM的获得性因素比较多，新指南所列出的四种类型在临床最为常见，对临床工作有普遍指导意义，实用性强。对于其他一些获得性因素所导致的DCM，如药物中毒性DCM、克山病等，新指南在DCM特殊类型中都分别进行了阐述。继发性DCM的常见原发病有3种：自身免疫病、代谢内分泌性和营养性疾病、及其他器官疾病并发的心肌病如尿毒症等，这些疾病所导致心肌病变的前提是符合DCM 临床诊断标准。虽然这种分类方法中，有些类型可能合并有基因 / 遗传因素，但是新指南将复杂问题简单化，侧重于主要和明确的病因，这样更有利于临床医师实施早期诊断和针对性治疗，达到指南指导临床目的，从而让更多的患者从中受益！

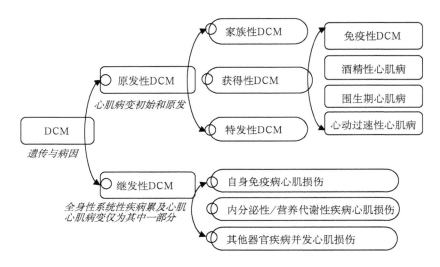

图 3　2018《中国扩张型心肌病诊断与治疗指南》- 扩张型心肌病病因分类

总之，心肌病是一组病因和发病机制复杂的心肌疾病，每一个心肌病指南、共识或声明的发表，都是一个阶段医学发展和临床经验的总结和分享，凝结了很多心脏病学专家的研究心血，具有一定的科学性和先进性。虽然目前没有、也很难有一种心肌病分类方法能完全满足各方面要求而成为金标准，但是相信在医学不断进展的未来会有更完善的理念指导临床实践。

（袁璟）

88. 病毒性心肌炎国际指南的要点

心肌炎是心肌炎症性疾病，病毒感染是其重要病因之一。由于它能发生发展至 DCM，因此在最初的报道，如 1980 和 1995年 WHO/ISFC 先后发表的《心肌病的定义和分类》中，其被归类为特异性（继发性）心肌病。随着心肌炎、尤其是 VMC 发病率的升高及人们对其认识的深入，1999 年我国在 1995WHO/ISFC 定义基础上、结合 1995 年在武汉制定的《成人急性心肌炎诊断参考标准》，专门提出了《成人急性 VMC 诊断参考标准》；与此同时，中华医学会儿科学分会心血管学组也发表了具有相似内容的针对小儿的《VMC 诊断标准（修订草案）》。

然而，由于心肌炎临床表现差异性大、疾病轻重程度不一，临床上容易漏诊和误诊，并且作为确诊检测方法的心内膜心肌活检（EMB）在临床尚未常规实施，因此有关该病的临床证据和发病机制主要来源于尸检报告、小样本临床试验和动物研究，指南的制定存在一定难度。虽然 2004 年日本循环学会（JCS）发布了《心肌炎诊断和治疗指南》（日文），2009 年又进行了更新，同年加拿大心血管学会（CCS）也颁布了包含心肌炎在内的相关诊治指南，但是这些指南所体现的仍主要为专家共识。2013 年巴西心脏病学会（SBC）根据近年心肌炎最新研究进展发表了《心肌炎与心包炎指南》，对相关诊断和治疗手段进行了不同级别的推荐，然而从临床证据角度来看，同时期 ESC 心肌心包疾病工作组发表的立场声明《心肌炎的病因、诊断、管理和治疗的现状》对疾病的阐述更为权威和客观。其总结了当前心肌炎临床表现、诊断和治疗研究状况，强调 EMB 的免疫组化和分子生物学检测、及血清抗心肌自身抗体（AHA）的检测对于心肌炎的精准诊断和针对性治疗至关重要，并且针对临床怀疑为心肌炎患者人群，提出了一个新的诊断标准。

88.1　疾病现状。心肌炎的临床表现多样，是年轻人猝死（2%～42%）和 DCM（儿童 46%，成人 30%）的重要原因，但是目前缺乏其确切发病率和病死率等流行病学资料，也无特异性治疗方法。大多数轻症患者可以自愈，较重者预后与潜在病因有关。

88.2　心肌炎的定义和分类。

88.2.1　沿用 1995WHO/ISFCD 定义。心肌炎是心肌炎症性疾病，其诊断主要依据于心肌组织病理学、免疫学和免疫组化检测标准。伴有心肌收缩和／或舒张功能障碍的心肌炎又被称为炎症性心肌病。

88.2.2　继续强调心肌组织学检测的重要性。① Dallas 心肌组织病理学诊断标准：心肌组织有炎症浸润并伴有心肌细胞变性和非缺血性坏死；②心肌免疫组化标准：≥ 14 个淋巴细胞 /mm²，或≥ 4 个单核细胞 /mm² 且 CD3⁺T 淋巴细胞≥ 7 个 /mm²。

88.2.3　重视病因、组织病理学和免疫学分类。①组织学病理学分类：淋巴细胞性、嗜酸粒细胞性、多形性、巨细胞性心肌炎（GCM）和心脏结节病等；②病因和免疫学分类（表9）：病毒性、自身免疫性、及病毒和自身免疫性心肌炎。另外，根据病程可以分为急性、暴发性和慢性 3 种类型；根据临床表现还可以分为心律失常型、心力衰竭型、急性重症型、猝死型和亚临床型 5 种类型。

表 9 心肌炎常见病因和免疫学分类

心肌炎分类	心肌炎组织学证据	病毒 PCR 检测	血清 AHA
VMC	+	+	−
自身免疫性心肌炎	+	−	±
病毒和免疫性心肌炎	+	+	+

88.3 心肌炎的病因和发病机制。

88.3.1 再次明确病毒感染是心肌炎的重要病因。虽然心肌炎病因复杂，与感染、系统性疾病、药物和中毒等多种因素有关（表 10），但是，RT-PCR 技术揭示病毒感染是引起心肌炎最重要的病因。JCS 将原因不明的定义为特发性心肌炎。

表 10 心肌炎／炎症性心肌病的病因

病因	常见病原体／疾病／致病因素
感染	细菌、螺旋体、真菌、原虫（包括克鲁斯锥虫等）、立克次体、病毒 RNA 病毒（柯萨奇病毒 A 和 B、埃可病毒、脊髓灰质炎病毒、流感病毒 A 和 B、呼吸道合胞病毒、腮腺炎病毒、麻疹病毒、风疹病毒、丙肝病毒、登革热病毒、黄热病毒、Chikungunya 病毒、Junin 病毒、拉沙热病毒、狂犬病毒、HIV-1） DNA 病毒（腺病毒、细小病毒 B19、巨细胞病毒、人疱疹病毒 -6、EB 病毒、带状疱疹病毒、单纯疱疹病毒、天花病毒、痘苗病毒）

续表

病因	常见病原体 / 疾病 / 致病因素
免疫介导	过敏性（破伤风类毒素、疫苗、血清病、药物） 同类抗原（心脏移植排斥反应） 自身抗原（如非感染性淋巴细胞性和巨细胞性心肌炎、继发于自身免疫性疾病的心肌炎）
中毒性	药物性（包括蒽环类等抗肿瘤药物和乙醇等）、重金属（如铜、铁等）、内分泌激素（嗜铬细胞瘤、缺乏维生素等）、物理因素（放射线、电击）、其他（如虫蛇叮咬、CO、磷、砷中毒等）

88.3.2. 突出心肌炎发病的病毒 / 自身免疫学机制。①遗传易感性、病毒基因和心肌炎症的持续存在或已产生具有致病作用的 AHA 是心肌炎进展的重要原因；② AHA 的检测对疾病的发生发展有一定的预测价值：AHA 在心肌炎、DCM、其他心脏疾病和正常人体内的检测率分别为 41%～56%、26%～30%、1%～4%、3%。

88.4 心肌炎的临床诊断。

88.4.1 临床疑似心肌炎的诊断标准（表 11）。①主要针对的是未行 EMB 的疑似心肌炎患者；②首先必须排除冠心病和其他心血管 / 非心血管疾病；③临床诊断心肌炎至少符合以下 1 项临床表现和 1 项诊断标准，或无症状但至少有 2 项临床检查诊断标准。符合的项目越多，诊断心肌炎准确性越高。

表 11　临床疑似心肌炎的诊断标准

临床表现	临床检查诊断标准
1. 急性胸痛，心包炎，或假性心肌缺血	1.ECG/Holter/ 运动平板试验：新出现异常表现
2. 新发生的或原病情加重（＜3 个月）：呼吸困难、乏力、有或无心衰表现	2. 心肌坏死标志物升高：TNT/TNI
3. 亚急性 / 慢性或出现病情加重的（＜3 个月）上述症状	3.UCG 或 MRI：新发生的心室肌结构或功能改变、心包积液、血栓形成
4. 心慌或不明原因的心律失常、晕厥、心源性猝死	4. 心脏 MRI 显示心肌组织特异性变化：局部水肿或典型的钆延迟增强表现
5. 不明原因的心源性休克	

临床诊断：① ≥ 1 个临床表现 + ≥ 1 个临床检查诊断标准，或②无症状 + ≥ 2 个临床检查诊断标准

88.4.2　支持临床疑似心肌炎的次要临床表现。①体温 ≥ 38.0℃，或 30 天以内有呼吸道或胃肠道感染证据；②围产期阶段；③既往有临床疑似或明确的心肌炎病史；④个人和 / 家族有过敏性哮喘，或其他过敏、心脏以外自身免疫性疾病和接触有毒物质史；5. 有 DCM 和 / 或心肌炎家族史。

88.4.3　一线推荐临床检测指标。

（1）心电图及心脏影像学检查：①常规心电图；②经胸心脏超声心动图（出现血流动力学恶化时应复查）；③不常规推荐核成像技术检测，除了疑似为心脏结节病时；^{67}Ga 心肌成像对检测心肌炎有高度特异性，但是敏感性不高。^{99}mTc 焦磷酸盐心肌灌注显像敏感性相对较高但特异性低；④心血管磁共振成像（CMR）诊断心肌炎有重要价值，且应以 Lake-Louise 标准（表 12）为基础（对于临床稳定的患者，CMR 可以优先 EMB 进行，

但其不能取代 EMB 在心肌炎诊断中的作用；对于不稳定甚至有生命危险的患者应尽早施行 EMB）。

表 12　心肌炎的 CMR 诊断标准（Lake-Lousie 标准）

临床疑似心肌炎，CMR 检测应≥以下 2 项标准才符合心肌炎症表现：

（1）局部或全心心肌 T2 加权成像信号强度增高，提示有心肌水肿

（2）应用钆剂增强的 T1 加权成像显示，全心心肌早期钆增强率（心肌 / 骨骼肌）增高

（3）应用钆剂增强的 T1 加权成像显示，心肌至少有一处非缺血性局灶性病变延迟强化

如诊断标准中包括标准 3，则提示心肌炎症导致心肌损伤和 / 或疤痕

如有以下情况，则在初次 CMR 检查 1～2 周后需复查 CMR：

·不符合以上 3 项标准，但是患者症状新发、且临床表现高度疑似心肌炎症

·只符合以上 1 项标准

左心室功能障碍或心包积液的存在均支持心肌炎的诊断

（2）生物标志物：①推荐常规检测血肌钙蛋白、ESR 和 CRP 水平（虽然肌钙蛋白诊断心肌炎的敏感性较高，但其均为非特异性、且正常时均不能排除心肌炎的存在）；②除了疑似 VMC 患者，不推荐常规进行病毒血清学检测；如果病毒抗体在急性期阶段至少 4 倍高于至少 2 周后的缓解期阶段水平，可以确定有病毒感染。然而，只有 10% 病毒感染患者抗体滴度显示为阳性。③如有条件，应该检测血清 AHA（根据有经验的专家意见、及已发表的可行的检测方法）。

88.4.4　二线推荐临床检测指标。选择性冠脉造影（CAG）和 EMB。

88.4.5 EMB。EMB 虽然仍然是确诊心肌炎的"金标准"，但是并不推荐作为心肌炎患者的常规检查。其所提示的潜在病因及炎症细胞浸润类型对于心肌炎的针对性治疗和预后有重要价值；而且其安全性较高，由经验丰富的团队实施的 EMB 并发症发生率仅为 0 ～ 0.8%。2007 年 AHA/ACC/ESC 联合发表的科学声明《心内膜心肌活检在心血管疾病诊治中的作用》指出，EMB 对 GCM 检测敏感性可高达 80% ～ 85%、淋巴细胞性心肌炎 10% ～ 35%、心脏结节病 20% ～ 30%，因而对于新发的不明原因的心力衰竭、伴 / 不伴有室性心律失常、血流动力学不稳定、常规治疗反应差的患者推荐进行 EMB（Ⅰ B 类推荐）。由于此声明主要依据的是 Dallas 心肌组织病理学标准，大约只有 70% 活检标本对各种心肌炎和心肌病的诊断有帮助。2011 年欧洲心血管病理协会（AECVP）/ 心血管病理学会（SCVP）又发表了一个 EMB 专家共识，提出心肌免疫组化和分子生物学检测（如病毒基因）对心肌病理学诊断准确的重要性。对于需要进行 EMB 的心肌炎患者，应注意以下几点：① EMB 应该在疾病的早期进行并多次取样以减少误取率；② EMB 心肌组织应该同时进行组织学、免疫组化和病毒 PCR 分析（包括心脏组织和血液样本）；③每次至少取 3 个样本，每个样本 1 ～ 2mm（从右心室或左心室），然后立即用 10% 的福尔马林固定，室温下进行光学显微镜观察，额外的样本应立即用液氮冰冻并保存在 −80℃或室温下保存在 RNA 离心管用于病毒 PCR 检测；④必要时 EMB 应重复进行以监测病因学指导下的治疗反应性。在 CMR 或心脏超声心动图的指引下进行 EMB，有利于提高所取病变样本的准确性。心肌和 / 或心包积液中检测到病毒抗原是明确 VMC 诊断的重要依据。

88.5　心肌炎的临床管理和治疗。心肌炎的预后决定于其病因、临床表现和疾病阶段。大约 50% 的急性心肌炎患者在 2 ～ 4 周内痊愈，25% 患者发展成持续的心功能障碍，12% ～ 25% 患者病情会急剧恶化、甚至死亡或进展为需要心脏移植的终末期 DCM。双心室功能障碍、暴发性心肌炎、病毒在心肌中持续存在、具有免疫组化炎症证据、潜伏病毒复燃等都可能为影响心肌炎患者临床结局的重要因素。由于心肌炎的病毒 / 免疫学发病机制尚未完全阐明，因此在改善症状的同时、早期病因诊断与针对性治疗、定期监测与自我管理等措施对心肌炎的不良预后有一定的防治作用。

88.5.1　常规治疗。因缺乏针对确定致病原的大型多中心随机对照试验，目前心肌炎治疗的核心原则是处理心律失常和心力衰竭，及有证据支持的病原学治疗。

（1）血流动力学不稳定的患者：①提出对急性 / 暴发型患者合并心源性休克及严重心室功能不全者，心室辅助设备或体外膜肺氧合（ECMO）作为心脏移植和疾病康复过渡的重要性；②强调急性期不宜进行心脏移植，只有当患者对最优药物及机械辅助装置治疗效果不佳（包括 GCM 患者）才可以考虑心脏移植。

（2）血流动力学稳定的患者：①注意监测和明确诊断，以防病情突然恶化；②伴有心功能障碍者依据最新心衰指南治疗。

（3）心律失常：①根据最新 ESC 心律失常和装置植入指南进行治疗；② ICD 植入应推迟至急性期以后应用。

（4）明确规定运动限制时限：以往的心肌炎指南都强调了休息的必要性，此次 ESC 声明明确提出所有患者在心肌炎急性期及至少 6 个月内均应限制体力活动。临床表现缓解后（至少发病后 6 个月），及运动员恢复竞技运动前须再次临床评估。

88.5.2 提出免疫调节和免疫抑制治疗的应用前景。

（1）免疫调节治疗。①抗病毒治疗：目前尚无特异性和有效的抗病毒治疗药物，使用阿昔洛韦和更昔洛韦等治疗疱疹病毒、及干扰素清除肠道病毒和腺病毒的治疗心肌炎的疗效还需要进一步临床验证。建议在决定启用特定抗病毒疗法时应有感染科医师参与；②大剂量静脉使用免疫球蛋白（IVIG）：IVIG 无明显副作用，可能对难治性心肌炎、病毒性和自身免疫性心肌炎、尤其是自身抗体介导者有效，但是仍然缺乏有力的临床证据；③免疫吸附（IA）：一些小样本研究显示，使用 IA 清除 AHA 可以改善 DCM 患者的心肌炎症和左心室功能，但是尚待大规模随机对照临床试验证据证实。

（2）免疫抑制疗法。目前已有不少单独应用类固醇、硫唑嘌呤及类固醇、环孢素 A、硫唑嘌呤及类固醇治疗心肌炎有效性和安全性的报道，但是对治疗有反应者主要为慢性病毒阴性病例、巨细胞性心肌炎、及自身免疫性心肌炎（如病毒阴性且 AHA 阳性），病因不明的心肌炎患者使用免疫抑制治疗疗效仍不确定。因此推荐：①对经 EMB 排除急性感染、明确存在自身免疫介导的心肌炎、并且无禁忌证的患者采取免疫抑制治疗；②激素适用于有心室功能障碍和 / 或心律失常的心脏结节病患者、部分伴有心衰和 / 或心律失常的感染为阴性的嗜伊红细胞心肌炎或中毒性心肌炎患者；③可考虑应用于个别对标准治疗无反应、感染阴性、并且无禁忌证的难治性淋巴细胞性心肌炎患者；④可能需要后续的 EMB 来指导免疫抑制治疗的强度和时间长短。

88.6　重视随访。所有心肌炎患者都应该接受临床评估、心电图和超声心动图随访，并且强调长期随诊的重要性。如果长期（数周甚至数月）记录到心肌酶的升高，和 / 或左和 / 或右心室功能持续下降，患者应重新住院并进行 EMB 检测。

（袁璟）

参考文献

1. Brandenburg RO，ChazovE，CherianG，et al. Report of the WHO/ISFC task force on the definition and classification of cardiomyopathies. Br Heart J，1980，44（6）：672-673.

2. Richardson P，McKenna W，Bristow M，et al. Report of the 1995 World Health Organization/International Society and Federation of Cardiology Task Force on the

Definition and Classification of cardiomyopathies. Circulation, 1996, 93 (5): 841-842.

3. 中华心血管病杂志编辑委员会心肌炎心肌病对策专题组. 关于成人急性病毒性心肌炎诊断参考标准和采纳世界卫生组织及国际心脏病学会联合会工作组关于心肌病定义和分类的意见. 中华心血管病杂志, 1999, 27 (6): 405-407.

4. 中华医学会儿科学分会心血管学组, 中华儿科杂志编辑委员会. 病毒性心肌炎诊断标准（修订草案）. 中华儿科杂志, 2000, 38 (2): 75.

5. Japanese Circulation Society, Joint Working Group for Guidelines for Diagnosis and Treatment of Cardiovascular Diseases. Guidelines for diagnosis and treatment of myocarditis (JCS2004). J Cardiol, 2005, 45 (5): 377-384.

6. JCS Joint Working Group. Guidelines for diagnosis and treatment of myocarditis (JCS 2009): digest version. Circ J, 2011, 75 (3): 734-743.

7. Howlett JG, McKelvie RS, Arnold JM, et al. Canadian Cardiovascular Society Consensus Conference guidelines on heart failure, update 2009: diagnosis and management of right-sided heart failure, myocarditis, device therapy and recent important clinical trials. Can J Cardiol, 2009, 25 (2): 85-105.

8. Montera MW, Mesquita ET, Colafranceschi AS, et al. I Brazilian guidelines on myocarditis and pericarditis. Arq Bras Cardiol, 2013, 100 (4Suppl1): 1-36.

9. Caforio AL, Pankuweit S, Arbustini E, et al. Current state of knowledge on aetiology, diagnosis, management, and therapy of myocarditis: a position statement of the European Society of Cardiology Working Group on Myocardial and Pericardial Diseases. Eur Heart J, 2013, 34 (33): 2636-2648, 2648a-2648d.

中国医学临床百家

10. Aretz HT, Billingham ME, Edwards WD, et al. Myocarditis. A histopathologic definition and classification. Am J Cardiovasc Pathol, 1987, 1（1）：3-14.

11. Leone O, Veinot JP, Angelini A, et al. 2011 consensus statement on endomyocardial biopsy from the Association for European Cardiovascular Pathology and the Society for Cardiovascular Pathology. Cardiovasc Pathol, 2012, 21（4）：245-274.

12. 廖玉华，汪朝晖，袁 . 急性病毒性心肌炎的诊断和分型 . 临床心血管病杂志，2011，27（2）：81-82.

13. Friedrich MG, Sechtem U, Schulz-Menger J, et al. Cardiovascular magnetic resonance in myocarditis：A JACC White Paper. J Am Coll Cardiol, 2009, 53（17）：1475–1487.

14. Cooper LT, BaughmanKL, FeldmanAM, et al. The role of endomyocardial biopsy in the management of cardiovascular disease：a scientific statement from the American Heart Association, the American College of Cardiology, and the European Society of Cardiology. Endorsed by the Heart Failure Society of America and the Heart Failure Association of the European Society of Cardiology. J Am Coll Cardiol, 2007, 50（19）：1914-1931.

15. Schwartz J, Padmanabhan A, Aqui N, et al. Guidelines on the Use of Therapeutic Apheresis in Clinical Practice-Evidence-Based Approach from the Writing Committee of the American Society for Apheresis：The Seventh Special Issue. J Clin Apher, 2016, 31（3）：149-162.

16. Braunwald. Cardiomyopathies：anoverview. CircRes, 2017, 121（7）：711-721.

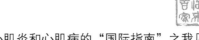

17. Geisterfer-Lowrance AA, Kass S, Tanigawa G, et al. A molecular basis for familial hypertrophic cardiomyopathy: a beta cardiac myosin heavy chain gene missense mutation. Cell, 1990, 62 (5): 999-1006.

18. Maron BJ, Towbin JA, Thiene G, et al.Contemporary definitions and classification of the cardiomyopathies: an American Heart Association Scientific Statement from the Council on Clinical Cardiology, Heart Failure and Transplantation Committee; Quality of Care and Outcomes Research and Functional Genomics and Translational Biology Interdisciplinary Working Groups; and Council on Epidemiology and Prevention. Circulation, 2006, 113 (14): 1807-1816.

19. Elliott P, Andersson B, Arbustini E, et al. Classification of the cardiomyopathies: a position statement from the European Society of Cardiology Working Group on Myocardial and Pericardial Diseases. Eur Heart J, 2008, 29 (2): 270-276.

20. Rapezzi C, Arbustini E, Caforio AL, et al. Diagnostic work-up in cardiomyopathies: bridging the gap between clinical phenotypes and final diagnosis. A position statement from the ESC Working Group on Myocardial and Pericardial Diseases. Eur Heart J, 2013, 34 (19): 1448-1458.

21. Ackerman MJ, Priori SG, Willems S, et al. HRS/EHRA expert consensus statement on the state of genetic testing for the channelopathies and cardiomyopathies this document was developed as a partnership between the Heart Rhythm Society (HRS) and the European Heart Rhythm Association (EHRA). Heart Rhythm, 2011, 8 (8): 1308-1339.

中国医学临床百家

22. 中华医学会心血管病学分会，中华心血管病杂志编辑委员会. 遗传性心脏离子通道病与心肌病基因检测中国专家共识. 中华心血管病杂志，2011，39（12）：1073-7082.

23. Arbustini E，Narula N，Dec GW，et al. The MOGE（S）classification for a phenotype-genotype nomenclature of cardiomyopathy：endorsed by the World Heart Federation. J Am Coll Cardiol，2013，62（22）：2046-2072.

24. Arbustini E，Narula N，Tavazzi L，et al. The MOGE（S）classification of cardiomyopathy for clinicians. JAmCollCardiol，2014，64（3）：304-318.

25. Hazebroek MR，Moors S，Dennert R，et al. Prognostic Relevance of Gene-Environment Interactions in Patients With Dilated Cardiomyopathy：Applying the MOGE（S）Classification. J Am Coll Cardiol，2015，66（12）：1313-1323.

26. 中华医学会心血管病学分会，中华心血管病杂志编辑委员会，中国心肌病诊断与治疗建议工作组. 心肌病诊断与治疗建议. 中华心血管病杂志，2007，35（1）：5-16.

27. 廖玉华，汪朝晖. 注重心肌病病因学诊断和治疗. 临床心血管病杂志，2007，23（7）：481-483.

28. 廖玉华，汪朝晖. 心肌病新分类方法. 临床心血管病杂志，2008，24（7）：481-483.

29. Pinto YM，Elliott PM，Arbustini E，et al. Proposal for a revised definition of dilated cardiomyopathy，hypokinetic non-dilated cardiomyopathy，and its implications for clinical practice：a position statement of the ESC working group on myocardial and pericardial diseases. Eur HeartJ，2016，37（23）：1850-1858.

30. Bozkurt B，Colvin M，Cook J，et al. Current Diagnostic and Treatment Strategies for Specific Dilated Cardiomyopathies：A Scientific Statement From the American Heart Association. Circulation，2016，134（23）：e579-e646.

31. 中华医学会心血管病学分会，中国心肌炎心肌病协作组．中国扩张型心肌病诊断和治疗指南．临床心血管病杂志，2018，34（5）：421-434.

六、心肌炎和心肌病有争议的问题

89. 扩张型心肌病需要心内膜心肌活检诊断吗？

经血管心内膜心肌活检（简称心肌活检）于 1962 年由日本学者 Sakakibara 和 Konno 首先报道。心肌活检对于准确估价心脏移植后的早期排斥反应及对心肌炎和心内膜心肌纤维化的诊断价值已得到广泛承认，但在诊断 DCM 方面的作用存在争议。2007 年 ACCF/AHA/ESC 等指南提出心肌病患者心内膜心肌活检（EMB）的评估作用有限；心内膜心肌活检的 I 类适应证限于具有正常或扩大的左心室伴有血流动力学损害的新发心衰（＜2周）患者、具有左心室扩大或室性心律失常或高度房室传导阻滞的新发心衰 2 周～ 3 个月病程的患者及急性心肌炎治疗 1 ～ 2 周失败的患者。另外，DCM 的晚期病变以间质弥漫纤维化和心肌细胞数目显著减少为特点，而早期 DCM 病变轻微，患者无明显症状，心内膜心肌活检对估计疾病的严重程度，了解病情演变有一定参考价值。部分 DCM 患者合并心肌炎症反应，在心内膜心肌活检组织内出现巨噬细胞和淋巴细胞等浸润的炎性反应，为应用免疫抑制剂治疗 DCM 提供了形态学依据。随着近年心肌磁共振（cMRI）技术的发展，使得这种无创技术在心肌病鉴别诊断、心肌炎症浸润评估和心肌纤维化识别等方面的优势逐渐显现。因此，2018 版《中国 DCM 诊断和治疗指南》提出心内膜心肌活检有助于心肌病的病因诊断与鉴别诊断，但未常规推荐进行。

（余森）

90. 肿瘤性心肌病还是药物性心肌病

心脏的肿瘤发病率很低，其中原发于心脏 70% 为良性肿瘤，且近一半以上为黏液瘤，其他良性肿瘤尚有脂肪瘤、血管瘤、纤维瘤、错构瘤和畸胎瘤等。心脏恶性肿瘤一般来源于间叶细胞，以肉瘤为主，包括血管肉瘤、纤维肉瘤、神经源性肉瘤和脂肪肉瘤等。另外，恶性肿瘤转移至心脏的概率较小，其中最常见的是肺癌，其他较常见的有乳腺癌、黑色素瘤、恶性淋巴瘤等；若恶性肿瘤侵犯至心肌导致心肌病则称之为继发性心肌病。

然而，抗肿瘤药物蒽环类化疗药（anthracyclines）如阿霉素、柔红霉素、米托蒽醌、表阿霉素等具有心肌细胞毒性作用，分子靶向治疗药如针对 *HER-2/neu* 原癌基因产物的人 / 鼠嵌合单抗曲妥珠单抗（trastuzumab）、某些抗血管内皮生长因子抑制剂如舒尼替尼（sunitinib）、贝伐单抗（bevacizumab）、索拉非尼（sorafenib）和蛋白酶体抑制剂如硼替佐米（bortezomib）和卡非佐米（carfilzomib）等可以靶向肿瘤组织并易损伤心肌，导致心肌病。因此，药物性心肌病更为常见。

（余淼）

91. 急性病毒性心肌炎需要抗病毒治疗吗？

　　尽管有些文献通过动物实验和小样本临床实验提及病毒唑、阿昔洛韦和更昔洛韦分别用于呼吸道合胞病毒、疱疹病毒和巨细胞病毒诱发的 VMC；干扰素（IFN）尤其是 IFN-β 可以清除肠道病毒和腺病毒，改善急性 VMC 患者近期和远期预后，但是这些结果均缺乏临床大样本随机对照实验的验证，缺乏确定疗效和循证医学证据。另外，抗病毒药物可能产生过敏反应、骨髓抑制、诱发自身免疫性疾病等副作用，甚至损伤心肌、加重心肌缺血并诱发心律失常等。因此，目前指南中尚未推荐抗病毒治疗常规用于急性 VMC。中药黄芪具有一定抗病毒、调节免疫功能，对干扰素系统有激活作用，并有一定正性肌力作用，且副作用小。在急性 VMC 患者中建议使用黄芪治疗。

（余淼）

92. 糖尿病心肌病是糖尿病还是心肌病

1954 年 Lundbaek 发现糖尿病可造成心肌损伤，后于 1972 年 Rullber 等首次提出糖尿病心肌病的概念，其认为糖尿病心肌病是一种独立于高血压、冠心病的疾病，与糖尿病患者心力衰竭的高发生率和高病死率密切相关。糖尿病导致的心肌损伤机制复杂且不明确，与心脏血管病变、心肌代谢紊乱和心肌纤维化，导致左心室肥厚、舒张期和（或）收缩期功能障碍，最终发展为充血性心力衰竭。因此，至今国际上尚无糖尿病心肌病的确定的定义及诊断标准。糖尿病导致的心力衰竭通常认为是糖尿病的并发症。

（余森）

93. 心肌病合并的心室内血栓是静脉血栓还是动脉血栓

导致左心室附壁血栓的常见疾病有急性心肌梗死、DCM、心脏瓣膜病、心肌致密化不全等影响左心室功能的心脏病，及非心血管疾病如抗心磷脂抗体综合征等。血栓脱落后，会导致脑、肾等重要器官栓塞及外周动脉阻塞，危及患者生命。左心室附壁血栓形成机制十分复杂，机制目前尚不清楚，多项研究表明心肌病合并的心室附壁血栓的形成与心肌损伤、血流淤滞和全身高凝状态有关，其形成的血栓为混合血栓。抗凝治疗是左心室附壁血栓防治贯穿始末的主要措施。

（余淼）

参考文献

1. Spieker M，Katsianos E，Gastl M，et al. T2 mapping cardiovascular magnetic resonance identifies the presence of myocardial inflammation in patients with dilated cardiomyopathy as compared to endomyocardial biopsy. Eur Heart J Cardiovasc Imaging，2018，19（5）：574-582.

2. 中华医学会心血管病学分会，中国心肌炎心肌病协作组. 中国扩张型心肌病诊断和治疗指南. 临床心血管病杂志，2018，34（5）：421-434.

3. Pollack A，Kontorovich AR，Fuster V，et al. Viral myocarditis — diagnosis, treatment options, and current controversies. Nat Rev Cardiol, 2015, 12 (11)：670-680.

4. Seferovi PM，Petrie MC，Filippatos GS，et al. Type 2 diabetes mellitus and heart failure：a position statement from the Heart Failure Association of the European Society of Cardiology. Eur J Heart Fail，2018，20（5）：853-872.

5. Millischer D，Logeart D，Cohen-Solal A，et al. Rare visualization of entrapped left ventricular thrombi in noncompacted myocardium. Circ Heart Fail，2011，4（3）：e9.

七、心肌炎和心肌病的疑难病例分析

94. 病例1：胸闷胸痛1个月

患者，女性，42岁，入院时间2011年10月14日。

【主诉】胸闷胸痛1个月。

【病史】

（1）初步诊断思路及问诊目的。患者为中年女性，新发胸闷胸痛症状，按照常见病多发病的诊断思维，应该重点从呼吸系统疾病，循环系统疾病和神经官能症3方面考虑。现病史问诊的原则一般从下列几个方面询问：起病的情况和患病的时间，主要症状的特点，病因和诱因，病情的发展与演变，伴随的症状，诊治经过，病程中的一般情况。另外，既往史及个人史家族史等也会给我们提供重要线索。我们可以从这些方便着手，以求找到诊断的依据和排除诊断的证据。

（2）问诊的主要内容和目的。①呼吸系统。发病前有无发热咳嗽咳痰及痰的颜色改变等上呼吸道感染情况；胸痛胸闷的性质及持续的时间；胸痛胸闷在什么情况下发生或加重，如屏气或运动中，碰到花粉虫螨等，什么情况下能缓解，休息或药物；有无伴随咳血，消瘦等情况；病情的变化情况，有无持续加重或间断发作抑或好转；既往有无结核等传染病史，有无家族肿瘤病史等；外院的治疗情况。②循环系统。发病前有无发热咳嗽乏力等上呼吸道感染情况或腹泻呕吐等胃肠感染情况；胸痛胸闷的性质，部位，持续时间；症状发作是在什么情况下，运动或静息状态，能否缓解及缓解方式（自行缓解或药物）；有无伴随头晕，晕厥，心慌心悸，大汗等情况；既往有无高血压，高血脂，糖尿病等疾病，有无房间隔缺损等先心病，有无风湿性瓣膜病等；家族有无心血管疾病史；外院的诊疗情况。③神经官能症。月经正常与否，性格是否内向，平素脾气是否暴躁，近期有无什么较大的变故（环境或工作），夜间睡眠质量等。

（3）问诊的结果及思维提示。患者是农民，主要从事家务；既往身体健康，否认家族遗传病史；月经正常，近期无明显脾气改变；起病前 2 周受凉后发生发热，最高达 38.5℃，伴咽痛，咳嗽，全身乏力等症状，服用清热解痛药物效果不佳，后在当地予以静滴头孢类抗生素及对症治疗，病情好转；1 个月前出现胸痛胸闷，无明显诱因发作，以左胸为主，运动时有所加重，不伴有咳血，晕厥，大汗情况，未作处理，来我院。思维提示：患者既往身体健康，月经、脾气正常，饮食睡眠佳，神经官能症是排他性的诊断，故暂不考虑。患者虽然血常规正常，但无影像学检查，不能排除呼吸系统疾患。结合患者有上呼吸道感染病史，胸闷胸痛症状，特别是门诊的病毒全套，心电图检查，应重点考虑心血管疾病，特别是 VMC 可能。

【体格检查】

（1）重点检查内容和目的。患者应重点考虑循环系统疾病特别是 VMC，因此除了全面的系统检查外，特别要注意胸部的检查，如肺部的啰音有无，心界的大小，第一心音的强弱改变，舒张期的奔马律有无，心脏杂音及强度，另外有无颈静脉充盈，下肢水肿情况等。

（2）体格检查结果及思维提示。① 体格检查结果：T 36.5℃，R 18 次 / 分，P 64 次 / 分，BP 105/60mmHg。神智清晰，唇无紫绀，颈静脉无怒张，胸廓无畸形，无胸膜摩擦感，双肺呼吸音清，未闻及干湿啰音，心界不大，无震颤，心率 64 次 / 分，律齐，未及病理性杂音。腹部查体未及异常，双下肢不肿，病理征未引出。② 思维提示：查体基本正常，特别是心肺未及明显的阳性体征，但不说明能排除心肺疾患，一些病变早期或病情较轻的患者可能查体正常。

【实验室和影像学检查】

（1）初步检查内容及目的。① 血液分析、尿液分析、大便常规：三大常规检查筛选。② 肝、肾功能，血糖、血脂、电解质：常规检查。③ 心肌酶，肌钙蛋白：为诊断提供依据。④ 结核芯片及抗体，血沉，抗 O，ENA 全套，甲免全套，肿瘤全套：排除结核，免疫系统疾病及肿瘤（特别是呼吸系统）。⑤胸片：了解有无呼吸系统疾病，如气胸、肺炎等。⑥心电图：为诊断提供依据。⑦超声心动图：为诊断提供依据。

（2）检查结果及思维提示。①结果。血、尿、粪常规检查，正常。肝、肾功能等生化检查，正常。心肌酶：AST 15U/L，LDH 126U/L，CK 20U/L，CK-MB 0.2ng/ml。肌钙蛋白 TnI 0.001ng/ml。病毒全套：CoxB3-IgM（+），CoxB5-IgM（-），巨细胞病毒 IgM（+），EVsRNA（+）。心电图窦性心动过缓及 ST 改变。结核芯片及抗体，正常。ENA，正常。肿瘤全套，正常。甲免全套：FT3 3.9pmol/L，FT4 15.1pmol/L，TSH 4.433μIU。胸片：肺纹理稍粗，余未见异常。超声心动图：心脏形态、结构及瓣膜活动大致正常。②思维提示：患者血分析、胸片、结核及肿瘤检查可排除呼吸系统疾患；功能疾病所致患者胸闷胸痛，ENA 正常可排除内风湿累及呼吸、循环系统病变；心肌酶及肌钙蛋白正常，不能排除心肌病。除非患者表现为急性的迅速的心肌坏死，否则心肌酶一般不会升高。心脏特异性的肌钙蛋白 I 升高可在 1/3 以上的患者中发现，而相比之下，只有不到 10% 的患者 CK 升高。心肌酶升高的患者症状持续一般小于 1 个月；超声心动图正常，排除心脏瓣膜病，先心病等病变，冠心病的阶段性改变等；心电图 Tv1-v4 倒置，余低平。这种情况可见于心肌炎，但是单纯 T 波改变，不宜轻易诊断 VMC，也可见于冠脉病变。

（3）进一步检查及目的。鉴于患者胸闷及心电图 T 波改变，未排除冠脉病变或心肌病，可行冠脉造影及 SPECT 检查。①冠脉造影：三支主干及主要分支未见异常；中间支中远端壁冠状动脉；左室前壁局部强化程度略低，与缺血性心肌炎鉴别。② SPECT：静息状态下左心室部分前壁缺血，左心室收缩功能稍低。运动状态下，左心室心尖缺血前壁及下壁血流灌注减低。从上述检查排除冠状动脉硬化病变及心肌病变，考虑 VMC。

【初步诊断及诊断依据】

患者有呼吸道感染病史，胸闷胸痛症状；心电图改变；病毒全套检查；及冠脉造影和 SPECT 检查，诊断为 VMC 成立。

心肌炎的诊断在心脏病的诊断中是最具有挑战性的疾病之一。人们对其本质和病理生理所知甚少，也没有普遍认可的诊断标准。虽然心内膜心肌活检可以从病原学诊断，但是临床上很少开展。根据 1999 年中华心血管病学会拟定的成人急性 VMC 诊断参考标准，凡有病毒感染所致心肌炎，病程在 3 个月以内者，为急性 VMC。其诊断要点如下：

（1）上呼吸道感染、腹泻等病毒感染后 3 周内出现心脏表现。如出现不能用一般原因解释的感染后重度乏力、胸闷、头昏（心排血量降低所致）、心尖第一心音明显减弱、舒张期奔马律、心包摩擦音、心脏扩大、充血性心力衰竭或阿斯综合征等。

（2）上述感染后 3 周内新出现下列心律失常或心电图改变。

①窦性心动过速、房室传导阻滞、窦房阻滞或束支传导阻滞。②多源、成对室性期前收缩，自主性房性或交界性心动过速，阵发性或非阵发性室性心动过速，心房或心室扑动或颤动。③2个以上导联 ST 段呈水平型或下斜型下移 ≥ 0.01mv，或 ST 异常抬高，或有异常 Q 波。

（3）心肌损伤的参考指标。病程中血清心肌肌钙蛋白 I 或肌钙蛋白 T（强调定量测定）、CK-MB 明显增高。超声心动图示心腔扩大或室壁活动异常和（或）核素心功能检查证实左室收缩功能或舒张功能减低。

（4）病原学依据。①在急性期从心内膜、心肌、心包或心包穿刺液中出测病毒、病毒基因片段或病毒蛋白抗原。②病毒抗体第 2 份血清中同型病毒抗体（如柯萨奇 B 组中和抗体或流行性感冒病毒血凝抑制性抗体等）滴度较第 1 份血清升高 4 倍（2分血清应相隔 2 周以上）或 1 次抗体效价 ≥ 640 者为阳性，320 者为可疑阳性（如以 1∶32 为基础者则宜以 ≥ 256 为阳性，128 为可疑阳性，根据不同实验室标准决定）。③病毒特异性 IgM 以 ≥ 1∶320 者为阳性（按各实验室诊断标准，但需在严格质控条件下）。如同时血中肠道病毒核酸阳性者则更支持近期病毒感染。

对同时具有上述（1）、（2）中任何 1 项、（3）中任何 2 项，在排除其他原因心肌疾病后，临床上可诊断急性 VMC。如同时具有（4）中①项者，可从病原学上确诊急性 VMC；如仅有（4）中②③项者，在病原学上只能拟诊为急性 VMC。

【治疗方案、理由及效果】

急性心肌炎的治疗目标：提高 VMC 的治愈率，减少心肌炎的后遗症，降低 DCM 的发生率。

（1）本患者治疗方案：①休息，进食富含维生素 C 和高蛋白的食物；②能气朗 10mg，3 次 / 日；③曲美他嗪 20mg，3 次 / 日；④黄芪口服液 10ml，3 次 / 日。

（2）治疗理由：VMC 没有特效的治疗方法和药物，一般以休息为主，进食富含维生素和高蛋白的食物，药物主要是营养心肌，调节免疫为主。另外，出现心衰、心律失常等则予以相应的治疗

（3）治疗效果：患者经上述治疗后，胸痛胸闷消失，精神明显好转。

【预后】

VMC 病程在 3 个月内为急性期，6 个月以上者为慢性期。大多数 VMC 患者经过适当的治疗后康复，但由于治疗不及时可能遗留心律失常后遗症。极少数患者由于心肌弥漫性炎症和坏死，发生急性心力衰竭、心源性休克或严重心律失常而死亡。大约 12.5% 的患者演变为 DCM。

（汪朝晖）

95. 病例2：间断心悸、黑蒙2个月，突发晕厥1次

患者，男性，27岁，于2011年3月25日入院。

【主诉】间断心悸、黑蒙2个月，突发晕厥1次

【病史询问】

（1）初步诊断思路及问诊目的。青年患者，近期上呼吸道感染后随即出现心脑血管的症状。分析病情进展，上感并发症多应做如下考虑：①炎症迁延所致毗邻组织及脏器的累及，常见疾病有咽炎、鼻炎、气管炎、肺炎、中耳炎。②致病微生物致免疫反应侵袭远隔组织及脏器的所致损伤，常见疾病有感染性心肌炎、感染性脑膜炎、肾炎、风湿性关节炎等许多严重疾病。加之该患供血不足的临床表现，考虑感染性心肌病的可能性大。因此，问诊主要围绕心源性疾病的诱因（原因）、发病时主要症状及特点、伴随症状、是否曾治疗及效果如何等问题展开，并兼顾重要鉴别疾病的临床表现，以寻找符合心源性疾病表现的证据。

（2）问诊主要内容及目的。①发病前是否有受凉、过劳、情绪异常或特殊药物使用史？心源性疾病多有一定的诱发因素，机体应激状态、药物作用（如抗过敏、抗精神病、抗生素等药物）及神经官能症均可有心源性疾病的表现。②心悸为持续性/阵发性？持续时间？是否反复？自身感觉为心跳过强/过速/过缓/不规则？何种缓解方式？伴何种全身症状（发热/消瘦/乏力）？局部症状（头晕、耳鸣、视力或意识改变/胸闷、胸痛、气促/

恶心、呕吐、腹痛、腹泻)？心悸按其发作病因可大体分为高动力循环状态、心律失常、器质性、神经官能性4类。第1种状态的心悸多为机体自身调节代偿性表现，体现为持续性；较长时间；发作频率依高动力循环状态的存在情况而定，通常当状态改善时症状缓解；自身感觉多为心跳过强或过速。第2种情况的心悸发作表现不定，较无规律可循，但多具突发突止的特点。第3种类型的心悸多因心脏结构性和（或）心肌功能障碍的持续存在而多表现为持续性；发作时间较长、发作频繁；主观感觉不一；不易缓解。而第4类情况的心悸则更是多样化，但其发作多与情绪改变、心理暗示有关。全身性症状多为机体代偿反应或心功能异常的表现。局部症状反应各脏器或组织的异常，可为原发病提供参考。③黑蒙为单侧/双侧？单侧一过性黑蒙多考虑血栓性疾病所致。双侧反复发作性黑蒙要注意警惕脑卒中。④晕厥时发作特点：是否有明显的先兆症状？持续时间？是否伴惊厥、自动症或大小便失禁？晕厥可依据病因大致分为反射失常性、心源性、脑源性及血液成分异常4种类型。反射失常性多由特定的动作引发，如疼痛、转头、咳嗽、体位改变等，发作多较突然。心源性疾病中心律失常亦多表现为突发突止。此两者发作多无明显前驱症状，恢复较快，不易遗留明显的后遗症状。若持续时间较长要考虑是否已存在器质性病变。是否有惊厥、自动症或大小便失禁的伴随以便于与脑源性晕厥相鉴别。⑤是否于外院行相关检查？是否使用过药物治疗？效果如何？院外阳性的检查结果多可以对诊断提供线索。但有时患者该次就诊并未携带，口述提供的依据并不可靠，多需重复明确。有效的药物治疗提供参考治疗性诊断的依据。抗心律失常药物通常有致心律失常的副作用。有无误诊致疾病进展可能。⑥既往有何种疾病史，是否有心血管系统症状？心源性疾病多进展缓慢，与能量代谢异常密切相关，多为高负荷累积效应所致，故而常规对致高血糖、高血脂、高血氨等常见疾病做相关了解。低负荷能量代谢状态常致心功能一过性代偿性增强，长期若不得改善可由功能性障碍致器质性障碍，此类如低血糖、低血压等疾病。诸多心源性疾病均涉及炎症免疫反应，故免疫性或感染性疾病可以促进甚至导致心源性疾病的发生，如系统性红斑狼疮、类风湿关节炎、肝炎、结核等也要有所涉及。⑦性格特点？生活习性？职业特点？急躁易怒的性格特点，吸烟、饮酒、长期不运动或不规律的生活作息，有较大竞争压力、过于劳累的职业等都是心源性疾病的好发因素。

（3）问诊结果及思维提示。患者为工人，主要从事体力劳动。既往身体健康，无心脑血管等系统疾病。本次发病前（此次入院前2个月）曾因淋雨出现发热、咳嗽、全身乏力的症状，于当地医院诊断"上呼吸道感染"，予抗感染、对症支持治疗（具体药物不详），1周左右症状明显好转出院。但随后3～5天开始间断出现心悸，呈落空感，偶伴黑蒙，每次发作无明显诱因，持续数秒钟后可自行缓解。平均每日发作约2～3次。无头痛、耳鸣，无胸闷、气促，无恶心、呕吐，无间歇性跛行等症状。3

天前，患者于走路时突发晕厥，摔倒在地，伴意识丧失，持续约半分钟后缓解，无抽搐、自动症、大小便失禁。于当地医院行心电图检查结果示"三度房室传导阻滞"（具体图纸未见），未行治疗。为明确病因并行进一步检查遂来我院。

思维提示：通过问诊可明确，患者既往体健。发病时主要表现为心脑血管供血不足的症状。且脑部供血不足症状多与心悸伴发，初为偶发黑蒙，继而出现严重的昏厥的症状，提示心源性疾病可能性大，且发作规律通常表现为间断发作，突发突止，症状反复，考虑与心律失常有关。外院心电图检查结果（患者所述）也提供了有力的支持。值得注意的是，患者于发病前因淋雨出现上呼吸道感染症状，治愈后随即出现心悸不适。应主要考虑与炎症免疫反应相关的心功能受损，如感染性心肌炎、感染性心内膜炎等。在体格检查是应注意心脏听诊，通常单纯的功能性心律失常多表现为心脏节律的异常；而心脏器质性改变所致心律失常者多伴有心脏杂音。配合实验室检查和影像学检查寻找致心律失常的心源性疾病依据。

【体格检查】

（1）重点检查内容和目的。考虑患者致心律失常性心脏病的可能性最大，因此在对患者进行系统地、全面地检查同时，应重点注意心脏听诊，尤其是心脏杂音。同时，为除外非心源性心律失常，应注意其他系统，尤其是周边临近脏器和组织如呼吸系统（如呼吸音异常、干／湿啰音等）、消化系统（如肠鸣音、压

痛 / 反跳痛等）。病理征、四肢肌力等检查可以对排除脑源性疾病提供依据。此外，肤色、皮温、足背动脉搏动等反应周围循环血供的检查亦很重要，可从一定程度上反应心脏功能的好坏。

（2）体格检查结果及思维提示。T 37.2℃，R 18 次 / 分，P 78 次 / 分，BP 126/84mmHg。神情言明，步入病房，查体配合。额纹正常，无突眼、无眼睑苍白，双侧鼻唇沟对称，口唇无发绀，伸舌居中。气管居中，颈静脉充盈正常，未及颈部血管杂音。胸廓对称，双侧呼吸运动一致，双肺叩诊呈清音。双肺呼吸音对称，未及明显干湿啰音。心界不大，心音纯、律齐，未闻及奔马律和各瓣膜区杂音。腹平软，肠鸣音正常，未及血管杂音，无压痛、反跳痛，肝、脾肋下未及，Murphy 征（-）。肾脏叩击痛（-）。双侧足背动脉搏动对称有力。周围血管征（-）。生理反射存在，病理反射未引出。四肢检查未见异常。

思维提示：体格检查结果未见明显异常，与心律失常发作间期无异常相符。虽未得到明确的支持依据，但可从中排除一些疾病的可能。意识清醒，对答如流，额纹正常、鼻唇沟对称、无病理征等可大致排除中枢神经系统疾病的可能；呼吸音对称、无干湿啰音等可以基本排除呼吸系统疾病的可能；腹部无明显压痛、反跳痛，肾区叩击痛阴性等可以大概排除消化、泌尿系统疾病；无动脉血管杂音，周围循环障碍等可大体对脉管系统疾病排除。而进一步的实验室和影像学检查便显得尤为必要，且更为重要。不仅可对明确病因提供线索，还可以排他性诊断提供更为有力的证据，并且对于判断病情进展，拟定治疗方案提供依据。

【实验室和影像学检查】

（1）急查项目及目的

1）心肌酶谱和心肌蛋白：明确有无心肌损伤。

2）心电图：进一步核实心律失常、便于发病时心电图的对比，明确有无心肌损伤。

（2）检查结果及思维提示

1）检查结果。①心肌酶谱和心肌蛋白。CK 60U/L；CK-MB 0.5ng/ml；LDH 128U/L；AST 19U/L；TnI 0.001μg/L。②心电图。入院时心电图示 III° AVB。

2）思维提示。心肌酶谱、心肌蛋白及心电图的联合应用是简单、直接判断心肌是否损伤及损伤程度、范围的经典套餐。心源性疾病多由此评估严重程度及有无紧急处理的必要性。进一步处理应嘱患者卧床休息，予心电监护，同时以提高心率药物静脉给药或安装临时性起搏器控制心率，以保证机体正常运行，并给予改善心肌代谢、营养心肌的药物治疗。待下一步的检查结果。

（3）初步检查内容及目的。

1）血常规、CRP、ESR：明确是否存在免疫炎症反应。

2）抗溶血性链球菌素"O"、病毒全套、乙肝三系：明确病原。

3）肝功能、肾功能、血糖、血脂、电解质及甲功三项：是否存在能量代谢异常致内环境紊乱，继发心律失常；明确病因。

4）凝血功能：有无血栓性疾病的可能。

5）尿常规、粪便常规：初步排查泌尿系统、消化系统疾病的可能。

6）心脏彩超：判定心脏有无器质性改变。

（4）检查结果及思维提示。

1）结果。①常规：WBC 7.66×10^9/L；RBC 3.87×10^9/L；Hg 120g/L；N 68.80%，L 21.45%，M 3.07%，PLT 139×10^9/L。②CPR、ESR：正常范围。③抗溶血性链球菌素O，乙肝三系：阴性。④病毒全套：柯萨奇B3IgM（-）；柯萨奇B5IgM（+）；肠道病毒RNA（+）；巨细胞病毒IgM（+）。⑤肝功能、血脂、血糖：ALT 12U/L；AST 14U/L；GLB 21.0g/L；TC 4.01mmol/L；TG 0.88mmol/L；LDL-C 2.85mmol/L；Glu 5.00mmol/L。⑥肾功能、电解质：Bun 4.49mmol/L；Cr 59.0μmol/L；UA 271.1μmol/L；Na^+ 138mmol/L；K^+ 3.9mmol/L。⑦甲功3项：正常；凝血功能：正常；尿、粪便常规：正常。⑧心脏彩超：入院时的心脏彩超未见异常。

2）思维提示。根据病史，结合相关检查特别是病毒全套的结果，考虑诊断为VMC；再结合心电图Ⅲ° AVB，重症心肌炎的诊断成立。进一步的处理应是尝试停用临时起搏器观察是否可完全恢复正常心率，若不能，则考虑安装永久性起搏器进行治疗。其次，给予β受体阻滞剂（起搏器保护下）或ACEI类药物，改善心肌重构，阻断或延缓VMC向扩张性心肌病的转化。

【治疗方案及理由】

（1）方案。①异丙肾上腺素，1mg，3ml/h，持续静脉泵注。②能量合剂：ATP40mg+ 辅酶 A100U+ 胰岛素 4U+5% 葡萄糖溶液 500ml，静脉滴注，1 次 / 日。③免疫调节剂：黄芪注射液20ml+5% 葡萄糖溶液 250ml，静脉滴注，1 次 / 日。④ ACEI 类药物：培哚普利片，4mg，1 次 / 日。

（2）理由。调整心率，维持血流动力学的稳定，改善心肌营养，保证心肌代谢所需能量。中药黄芪具有保护心肌细胞和抗病毒的作用，且有调节免疫及改善心室功能的作用。此外，为改善预后，阻止或延缓 VMC 想 DCM 的转换，予以改善心肌重构的药物治疗。一般抗病毒药物不能计入细胞内，目前尚没有特效的抗病毒药物；其应用主要在 VMC 早期。免疫抑制剂的应用尚有争议，反对者认为其使用可致防御机制的下降，加速病毒繁殖，加重组织破坏，增加病死率；目前大多数学者认为可短期选择性使用免疫抑制剂，主要适用于 VMC 急性期伴充血性心力衰竭、心源性休克、严重心律失常、严重全身中毒症状、及爆发型心肌炎患者。

【治疗效果及思维提示】

（1）治疗效果。经异丙肾上腺素的持续性泵入辅以营养心肌、调节免疫、改善重构的药物联合应用，患者心率控制稳定，无特殊不适；但一旦停止泵注后，症状反复。

（2）思维提示。经过初步的治疗，患者症状缓解，但一旦停用增加心律药物的使用，症状即出现反复。值得注意的是，此类提高心率药物的使用超过数天，往往效果不佳且易发生严重不良反应，此时应考虑安装起搏器治疗，维持正常心率。根据患者的临床特点及各方面的检查结果分析，目前诊断可考虑为 VMC，有条件的情况下，心肌活检，可明确诊断。

【调整治疗方案及疗效】

（1）新方案。①维持同前用药；②安装起搏器；③加用：倍他乐克 12.5mg，2 次 / 日。

（2）疗效。症状明显改善，心律控制平稳，安装起搏器后心电图为心室起搏心律。

最终诊断：急性重症心肌炎。

【对本病例的思考】

（1）关于 VMC。VMC 是感染性心肌炎的一种，其特点：①在上呼吸道感染、腹泻等病毒感染后 3 周内出现心脏表现，如出现不能用一般原因解释的感染后重度乏力、胸闷、头晕、奔马律、心包摩擦音、心脏扩大或阿斯综合征等。②可于上述感染后 3 周内新出现下列心律失常或心电图改变。③可有心肌损伤的参考指标：病程中血清心肌肌钙蛋白、CK-MB 明显增高。超声心动图是心腔扩大或室壁活动异常和（或）核素心功能检查证实做事收缩或舒张功能减弱。④有病原学的依据。对同时足有上述①、②中任何 1 项、③中任何 2 项，在排除其他原因心肌疾病后，临床上可诊断 VMC。如同时具有④，可从病原学上确诊

VMC。另外，病毒感染后 1～3 周内出现下列情况者可诊断为重症 VMC：阿斯综合征发作，充血性心力衰竭伴或不伴心肌梗死样心电图改变，心源性休克，急性肾功能衰竭，持续性室性心动过速伴低血压发作，心肌心包炎。

（2）病史收集的重要性。该患心律失常的证据明确，但致心律失常的疾病诸多，心源性仅为其中之一。症状非特异性，体格检查又无阳性体征，在短时间内思考疾病类型较为困难。但该患在发病前几日曾有上呼吸道的感染发生。这就给了我们提示：是否因感染性疾病引发的心律失常，从而在由此引此深入分析。

（3）诊断性治疗的意义。有些疾病在诊断上存在客观证据不足的情形，明确诊断困难。此时应考虑边治疗边诊断，其一可及时缓解患者的不适。其二这种近似实验性的可以为进一步明确诊断提供依据。这种"诊断"和"治疗"兼顾，不仅有力于患者疾病的康复，而且亦可完成对病因的探索。

（汪朝晖）

96. 病例 3：反复胸闷 2 年，再发加重 10 天

患者，男性，66 岁，入院时间 2011 年 9 月 14 日。

【主诉】反复胸闷气促 2 年，再发加重 10 天。

【病史询问】

（1）初步诊断思路及问诊目的。患者 66 岁，有 1 年的胸

闷气促史，近期加重，可以考虑患者所患多为慢性病，而胸闷气促，亦多见于呼吸系统和循环系统疾病。下面针对患者分别叙述这两个系统常见的慢性疾病。呼吸系统：慢性支气管炎，COPD，肺癌，肺结核等。循环系统：主要是各种病因引起的左右心衰所致，如冠心病，高血压心脏病，心肌病，瓣膜病，糖尿病心肌病等。另外，比较少见的疾病可导致胸闷的有血液系统疾病如各种类型的贫血，神经官能症等。从上面罗列的疾病可以看出，胸闷是个极其常见的症状，我们只能按常见病，多发病的原则进行问诊，以便求得患者所患疾病的证据，只有排除多发病、常见病后，我们才考虑其他罕见病例。

（2）问诊主要内容及目的。①起病的情况：最初起病时，胸闷发生的情况，静息状态发生还是活动中（活动量的大小），持续的时间长短（数分钟还是半小时以上），缓解的方式（自行缓解还是治疗后缓解）。②病因和诱因：如肺癌患者，呼吸道感染可以加重胸闷症状，并且很多肺癌患者是在呼吸道感染行相关检查偶然发现；另外，心衰患者，感染也是第一诱因，加重病情。③病情的发展和演变：这一年中，病情的变化，有无加重，或病情好转又反复，加重时是什么样的情况等。④伴随症状：胸闷时是否伴随胸痛及胸痛的具体部位，如冠心病心绞痛胸痛多于左侧，也可没有胸痛症状。是否伴有发作性哮鸣音，如COPD，心源性哮喘等。是否伴有咳血，如结核，肺癌等。是否伴有双下肢水肿，如心功能不全，肝硬化等。⑤诊治经过：这一年是否去相关的医疗机构做过诊疗，具体的诊断及治疗，治疗的效果如何等。⑥病情中的一般情况：这一年来，饮食睡眠如何，体力有无进行性减退，小便情况等。

（3）问诊结果及思维提示。患者既往体健。反复胸闷2年，再发加重10天。患者于2010年5月以来，出现活动后胸闷、气促，休息后能好转，但症状易反复，发作时无头昏晕厥，无恶心呕吐，曾在当地卫生所行相关检查，考虑"扩心病"并予以相关治疗，具体用药不详，病情无明显好转。10天前，患者受凉后出现胸闷气促，较前明显加重，伴咳嗽，咳白色泡沫痰，夜间不能平卧，遂就诊我院。外院资料：超声心动图：全心扩大，以左室为重，左室舒张功能及收缩功能明显减低，多瓣膜关闭不全。

【体格检查】

（1）重点检查内容及目的。从患者的主诉、既往史及诊疗情况，我们首先的印象就是患者有心功能不全发生，所以体健要以此为重点进行，比如肺部啰音情况，心脏杂音等。

（2）体格检查结果及思维提示。T 36.5℃，R 18次/分，P 86次/分，BP 100/70mmHg。神智清晰，双瞳孔等大等圆，对光反映灵敏，唇绀，颈静脉充盈，胸廓无畸形，双肺呼吸均匀，双下肺可及湿罗音，心界大，心尖搏动于左第五肋外2cm处，心尖可及4/6级收缩期杂音；腹平坦，肝脾肋下未触及肿大；双下肢重度凹陷性水肿；双侧巴氏征（-）；生殖系统未查。

思维提示：唇绀，颈静脉充盈，肺部啰音，心脏杂音，下肢水肿等，都是心功能不全的体征，加上外院资料，超声提示心脏扩大，我们可以初步得出，患者初步诊断为"心脏扩大原因待查；心功能不全 IV 级"，并以此进行检查及治疗。

【实验室及影像学检查】

（1）初步检查内容和目的

1）急查：心肌酶，肌钙蛋白，明确是否冠脉病变如 ACS（急性心肌梗死，心绞痛）。

2）急查：肾功能、血糖、电解质，了解患者基本生理代谢情况，特别是有无高钾低钾致死性电解质紊乱。

3）急查：科内心电图，了解患者的基本心电情况，明确有无心肌梗死，心绞痛，或恶性心律失常。

4）急查：凝血功能，了解患者凝血情况。

5）急查：D-dimer，初步排除肺栓塞可能。

6）急查：pro-BNP，初步了解心功能情况。

（2）检查结果及思维提示

1）急查结果。心肌酶及肌钙蛋白：AST 38U/L，CK 63U/L，LDH 178U/L，CK-MB 0.2ng/mL；肌钙蛋白：TNI（－）；肾功能：BUN 10.64mmol/L；Cr 127.3μmol/L；电解质：K^+ 3.40mmol/L；Ca^{2+} 1.57mmol/L；Na^+ 130.8mmol/L；Cl^- 96.0mmol/L。血糖：6.585mmol/L；凝血功能：PT 15.8 秒；INR 1.4；APTT 40.7 秒；TT 16.3 秒；FIB 3.98 秒；NT-proBNP 7226ng/L；D-dimer 0.15。

2）心电图。房速，左前分支传导阻滞，右室大。

思维提示：心肌酶及肌钙蛋白回示及心电图基本排除 ACS，pro-BNP 6473ng/L，结合病史查体等，可以明确是心功能不全，常见心功能不全的原因：冠状动脉硬化性心脏病，风湿性心脏病，DCM 等。

【初步诊疗过程】

（1）患者目前诊断：心脏扩大，心功能不全。治疗主要围绕改善心功能，明确心脏扩大的原因，心衰的诱因等。

1）低盐饮食，吸氧，心电、血压监护等。

2）治疗药物：培哚普利 2mg，1 次 / 日；双氢克尿噻 20mg，2 次 / 日；螺内酯 20mg，1 次 / 日；地高辛 0.125mg，1 次 / 日；氯化钾 1.0g，1 次 / 日；夜间胸闷发作时，加用速尿静脉推注，硝酸甘油泵。

3）完善相关检查，明确病因。三大常规检查。大生化检查：了解患者基本生理代谢情况，有无心血管疾病的高危因素如高血糖、高血脂等。甲状腺功能：排除甲状腺心脏病。免疫全套：排除风湿类风湿疾病。胸片：X 线基本检查，了解呼吸系统基本结构，排除基本病变如气胸，液胸等；了解心脏的形态大小，位置等。超声心动图：重要检查，可以了解心脏的基本结构，形态大小，瓣膜情况，室壁运动情况，收缩舒张功能；初步判断有无大动脉夹层；可初步了解心脏扩大的原因。监测肝肾功能，电解质，心肌酶等。

（2）返回结果及思维提示。

1）血常规：WBC 12.521 × 10^9/L；RBC 4.31 × 10^{12}/L；PLT 132 × 10^9/L；Hg 126；尿常规：正常；大便常规：正常。

2）大生化检查：肝功能：TB 9.6μmol/L；CB 3.4μmol/L；ALT 34U/L；AST 36U/L；TP 60.2g/L；A 40.8g/L；Glu 4.4mmol/L；TC 3.85mmol/L；TG 1.05mmol/L；HDL 1.22mmol/L；LDL 2.21mmol/L。

3）甲状腺功能：FT 34.1pmol/L，FT 414.4pmol/L，TSH 3.347mU/L。

4）免疫全套：大致正常。

5）胸片：双肺纹理增多模糊，心影增大，向两侧扩大，右侧少许胸液。

6）超声心电图：LA 4.8cm；LV 8.9cm；RA 4.3cm；RV 4.9cm；FS 9%；EF 18%；符合扩心病的表现，心功能不全，二、三尖瓣中度关闭不全，主动脉瓣、肺动脉瓣轻度关闭不全。DCM 常见超声心电图的表现为：左心室扩大，室壁正常或变薄，室壁弥漫性减弱；附壁血栓多发生在左室心尖部，多合并有二尖瓣和三尖瓣反流，舒张末期容积通常大于 $80ml/m^2$；收缩末期室壁厚度与预后有关，室壁越薄预后越差；测定射血分数和左室内径缩短率可反映心室收缩功能。

思维提示：关于心脏扩大的诊断问题。

1）可排除甲状腺心脏病，虽然心电图提示有房性心动过速，但甲状腺功能正常，查体也未及甲状腺肿大触痛等情况。

2）可排除风湿性心脏病瓣膜病，超声心动图，免疫检查，既往无风湿活动病史有助于排除风湿病瓣膜关闭不全致使心脏扩大，而是由于心脏扩大致使瓣膜相对关闭不全。

3）ICM：ICM 可使心脏扩大，但一般多有高血压，高血脂，糖尿病，抽烟等危险因素，心电图多有 Q 波（陈旧性心梗）、ST-T 变化。冠脉造影可明确诊断。

4）目前诊断：① DCM，心功能 IV 级；②呼吸道感染。诊断依据：①既往病史，②反复胸闷 2 年，再发加重 10 天，③查体所及，④实验室相关检查，⑤影像学所提示。待病情稳定，情况允许下，行冠脉造影，明确诊断，为下一步治疗提供帮助。

5）2018 年《中国 DCM 诊断和治疗指南》提出 DCM 临床诊断标准：①左心室舒张末内径＞ 5.0cm（女性）和＞ 5.5cm（男性）（或大于年龄和体表面积预测值的 117%，即预测值的 2 倍 SD+5%）；② LVEF ＜ 45%（Simpsons 法），LVFS ＜ 25%；③发病时除外高血压、心脏瓣膜病、先心病或缺血性心脏病。

【调整治疗】

DCM 的治疗目标：阻止基础病因介导心肌损害，有效的控制心力衰竭和心律失常，预防猝死和血栓栓塞，提高扩心病患者的生活质量和生存率。

1）抗感染：左氧氟沙星 0.2g，静脉滴注，2 次 / 日。

2）改善心功能：培哚普利 4mg，1 次 / 日，双氢克尿噻

25mg，2次/日，螺内酯20mg，1次/日，地高辛0.125mg，1次/日，氯化钾1.0g，1次/日，单硝酸异山梨酯缓释片30mg，1次/日。

3）待病情稳定后，加用美托洛尔，从小剂量开始。

患者经上述治疗后，病情明显好转，无咳嗽咳痰，夜间可平卧入眠，可室内外活动无不适，双下肢不肿。肾功能，电解质，心肌酶，凝血功能正常，NT-proBNP：426ng/L，心电图正常。行冠脉造影，正常。

最后诊断：① DCM，心功能不全IV级；②呼吸道感染。

4）患者病情好转后出院，嘱休息，定期复诊，出院服药：培哚普利4mg，1次/日，美托洛尔25mg，2次/日，螺内酯20mg，1次/日。

【预后】

DCM患者一旦发生心力衰竭，则预后不良，据报道5年随访的病死率为35%，10年随访的病死率为70%。该病患者，3/4患者病情进展很快，其中2/3患者2年内死亡；另外1/4患者正常生活，症状改善，心脏缩小。

（汪朝晖）

97. 病例4：活动后气促3月余，加重伴腹胀3日，伴发心室颤动1次

患者，男性，20岁，2017年12月31日入院。

【主诉】活动后气促 3 月余，加重伴腹胀 3 日。

【病史询问】

（1）初步诊断思路及问诊目的。诊疗经过：患者于 2017 年 10 月 19 日曾因类似症状于我院就诊，明确诊断为 DCM。主要鉴别疾病：①呼吸系统（支气管哮喘、慢性阻塞性肺疾病、急性上呼吸道感染）；②消化系统（急性胃肠炎、反流性食管炎）；③循环系统（VMC、DCM、ICM）。根据患者既往的诊疗经过，有明确的 DCM 诊断，且反复发生类似心衰症状，本次入院仍考虑为 CHF 急性加重期，以上罗列疾病为患者症状常见的鉴别诊断，及心力衰竭急性加重的主要诱因。

（2）问诊主要的内容及目的。

1）起病的情况及伴随症状：活动后气促持续的时间、程度，是否伴随胸痛、出汗、心悸、黑蒙等症状。是否合并纳差、腹胀、外周水肿、夜间阵发呼吸困难、端坐呼吸，尿量是否减少。

2）心衰加重的诱因：①是否有发热、流涕、腹泻等症状？②是否规律服用相关治疗药物或误服药物？③是否情绪紧张？④是否尿量减少、体重增加、外周水肿？⑤是否有黑蒙、心悸？⑥有无吸烟、饮酒？⑦血压、心率情况；⑧病情的发展和演变：在出院的 3 个月中病情的变化，有无加重或反复；⑨治疗经过及疗效：是否规范化心衰治疗，是否有有效的液体管理；⑩病程中的一般情况：精神、饮食、睡眠、体重、体力、大小便情况。

（3）问诊的结果及思维提示。

1）问诊的结果。患者既往体健。活动后气促3月余，加重3日伴腹胀。患者于2017年10月19日曾因活动后气促，伴腹胀、纳差、恶心、呕吐等症状于我院心内科住院治疗，经超声心电图、心脏磁共振等检查诊断为DCM左室心肌致密化不全心力衰竭心功能III级。经强心、扩管、利尿等治疗后，上述症状改善出院，出院后服用沙库巴曲缬沙坦25mg，2次/日，美托洛尔缓释片23.75mg，1次/日，螺内酯20mg，1次/日，未随访及规律利尿治疗。3日前因受凉导致活动后气促加重，伴咳嗽、咳白痰，发热（体温最高37.9℃），纳差、恶心呕吐，夜间不能平卧入睡，以"心力衰竭急性失代偿"收入院。既往检查资料：心脏磁共振示全心扩大、左心为主、心肌变薄，符合DCM；左室前壁、侧壁及右室游离壁过度小梁化，左室侧壁NC/C ＞ 2.3，考虑心肌致密化不全；左心室下基底段延迟强化；二尖瓣中－重度关闭不全，左室舒张、收缩功能减弱，EF 14%；少量心包积液、右侧少量胸腔积液。

2）思维提示：①患者既往明确诊断为DCM，且因类似心衰症状住院治疗，本次入院仍考虑为心力衰竭急性加重；②心力衰竭急性加重的诱因：心力衰竭慢性治疗药物的使用不规范、前驱感染、液体管理不规范、情绪紧张。

【体格检查】

（1）体格检查的重点。上述症状提示患者同时存在左心衰和右心衰，因此应充分评估心衰相关体征，以心肺听诊、腹部触诊、四肢触诊为主，测量生命体征。

（2）结果。T 36.5 ℃、HR 103bpm、BP 104/52mmHg、R 35bpm，颈静脉充盈，双肺呼吸音清，左下肺可及湿啰音，心音稍低，律齐，未及杂音，腹软，无压痛反跳痛，肝脾肋下未及，双下肢中度凹陷性水肿，皮肤湿冷。

（3）思维提示。心力衰竭的常见体征：肺部干湿啰音、水肿、颈静脉怒张、双下肢中度凹陷性水肿，评估患者存在液体潴留；心率、血压、呼吸频率，评估患者存在灌注不足；患者皮肤湿冷简单判断患者心衰类型为"湿而冷"。

【实验室及影像学检查】

（1）初步检查的内容和目的。

1）急查心肌酶、BNP：明确是否急性心肌损伤，评估心衰严重程度。

2）急查肝肾功能电解质：了解患者是否合并多器官功能障碍及电解质紊乱。

3）急查血气分析：评估是否合并呼吸衰竭、代谢性酸中毒，检测乳酸浓度，评估是否存在心源性休克。

4）急查 DIC 全套：D 二聚体评估患者是否存在血栓风险，急性心力衰竭不及时控制容易发生 DIC，与此后复查结果进行对比，判断疾病演变。

5）急查心电图：了解患者的基本心电情况，明确有无心肌梗死，心绞痛，或恶性心律失常。

6）急查床旁超声心动图：了解心脏形态结构及功能检测，与此前超声心动图进行对比，观察是否合并急性瓣膜返流、附壁血栓形成。

（2）检查结果及思维提示。BNP：1911.0pg/ml。血常规：WBC 8.43G/L，RBC 7.12T/L，HGB 176g/L，N 2.69G/L，N% 31.9%，L 4.36G/L，L% 51.7%。肝肾电：总胆红素 28.2mM，AST 54U/L，ALT 59U/L，BUN 8.16mM，Cr 101.6μM，血钾 5.2mM。血气分析：pH 7.418，二氧化碳 26mmHg，LAC 1.7。心肌酶、DIC 全套阴性。思维提示：BNP 升高提示患者心衰程度较严重；血气分析未见严重低氧血症，但二氧化碳分压降低提示过度通气；肝肾功能大致正常；血钾偏高，可能与尿量减少有关；血常规以淋巴细胞升高为主，考虑病毒感染可能性大。

心电图：①窦性心律；②左前分支传导阻滞；③ ST-T 改变。床旁心脏彩超：心脏大小（cm）LA 4.9，LV 6.9，IVS 1.0，RA 4.1，RV 4.0，PA 2.4，左心增大，二尖瓣中重度关闭不全，三尖瓣轻度关闭不全，左室心肌局部致密化不全，EF 32%。思维提示：心电图、心脏彩超与此前无明显改变。除外急性心肌损伤、瓣膜返流等病因。

（3）初步诊断：① DCM 二尖瓣中至重度关闭不全心力衰竭心功能 III 级；②左室心肌局部致密化不全。

【住院治疗及病情变化】（按时间顺序进行描述）

2017 年 12 月 31 日入院后行心电图、血压、血氧饱和度监测，记 24 小时出入量，吸氧。口服药物：沙库巴曲缬沙坦 25mg，2 次 / 日，美托洛尔缓释片 23.75mg，1 次 / 日，螺内酯 20mg，1 次 / 日，地高辛 0.125mg，1 次 / 日。静脉药物：托拉噻米 20mg。患者病情变化：下肢水肿减轻，气促、端坐呼吸、腹胀、纳差、恶心、呕吐等症状改善不理想，血压 104/52mmHg，心率 103bpm，入量 400ml，尿量 2200ml。

2018 年 1 月 1 日血压进行性降低至 70/55mmHg，心率上升至 110bpm，恶心、呕吐等消化道症状严重，停用所有口服药物。调整静脉用药：西地兰 0.2mg，多巴胺 0.2mg/（kg·h），托拉噻米 20mg，维持血压 100/50mmHg 左右，入量 2120ml，尿量 3400ml。

2018 年 1 月 2 日患者突发意识丧失，心电监护提示心室颤动，行电除颤及心肺复苏后恢复窦性心律。抢救后，患者血压降至 70/40mmHg，心率 135bpm，呼吸 45bpm，严重呼吸困难，皮肤湿冷，满肺湿啰音，考虑为心源性休克。应对措施：联合多巴胺和去甲肾上腺素维持血压；使用新活素降低心脏前后负荷，改善肾脏灌注；泵入胺碘酮预防再发心律失常；使用多巴酚丁胺，加强心肌收缩力，增加心输出量；补充氯化钾、硫酸镁，纠正电解质紊乱，少量补液纠正灌注不足。入量 448ml，尿量 430ml。

2018 年 1 月 3 ～ 4 日患者血压趋于稳定，逐渐停用血管活性药物，血压可稳定于 90/60mmHg 左右，逐渐恢复口服药物：沙库巴曲缬沙坦 25mg，2 次 / 日，美托洛尔缓释片 23.75mg，

1 次 / 日，螺内酯 20mg，1 次 / 日，使用抗凝治疗：低分子肝素 4000，q12h，静脉用药：托拉塞米 40mg，1 次 / 日。患者呼吸困难、纳差等症状较前减轻。入量约 2000ml，尿量约 3500ml。

2018 年 1 月 5 ～ 9 日患者生命体征平稳，可轻微体力活动，偶有活动后气促，可流质饮食。逐渐滴定口服药物，停用静脉用药。BP 98/65mmHg，HR 85bpm，双肺未及啰音，心律齐，腹软，双下肢不肿。每日出入量负平衡 500 ～ 800ml。于 1 月 9 日好转出院，出院前复查 BNP 为 581.3mM。

出院诊断：① DCM 二尖瓣中至重度关闭不全左前分支传导阻滞 CHF 急性加重心功能 IV 级；②左室心肌局部致密化不全；③心室颤动心肺复苏术后；④心源性休克。

出院医嘱：沙库巴曲缬沙坦 50mg，2 次 / 日，美托洛尔缓释片 95mg，1 次 / 日，螺内酯 20mg，1 次 / 日，伊伐布雷定 5mg，2 次 / 日，华法林 3mg qn，托拉塞米片：20mg，2 次 / 日。

【门诊随访及思维提示】

（1）门诊随访。出院后 3 个月门诊随访，患者一般情况良好，正常饮食，能够长距离步行，未再次发生活动后气促及消化道症状。查体：BP 109/65mmHg，HR 65bpm，双肺呼吸音清，未及啰音，心律齐，未及杂音，腹软，双下肢不肿。门诊复查实验室检查：BUN 5.5mM，Cr 82.0μM，UA 496mM，K 4.76mM，BNP 308pg/ml，INR 1.86。门诊复查超声心动图：LA 4.7cm，LV 7.0cm，RA 3.7cm，RV 3.5cm，EF 40%，左室局部致密化不全，二尖瓣中度关闭不全。

出院后调整口服药物：沙库巴曲缬沙坦每周增加 25mg，未发生有症状性低血压；美托洛尔缓释片加量后患者感觉乏力，故暂不加量；饮食正常，每日尿量基本在 1200～1500ml，减量托拉塞米为维持剂量，无补钾治疗；心率控制静息心率小于 70bpm，停用依伐布雷定；使用华法林后，INR 可控制于 1.8～2.5 之间，维持当前剂量。目前院外口服药物：沙库巴曲缬沙坦 100mg，2 次 / 日；美托洛尔缓释片 95mg，1 次 / 日；螺内酯 20mg，1 次 / 日；华法林 3mg，1 次 / 日；托拉塞米 10mg，隔日 1 次。建议患者适量活动、避免受凉。建议患者择期植入 ICD，患者因个人原因拒绝。建议继续规范用药治疗，监测体重变化，规范液体管理，随访观察病情变化，必要时行相应器械治疗。

（2）本病例的思考。从本病例中，我们获得了许多经验和教训。DCM 的心力衰竭分为急性期和慢性期。患者常常因为慢性心衰急性加重反复入院、抢救，发生相关心脏事件。本病例即涉及急性期的抢救，同时包含慢性期的药物滴定。

急性心力衰竭病死率极高，一旦确诊为急性心力衰竭应尽快完善相关检查，进行生命体征监测，针对病因、诱因进行治疗。根据患者皮肤状态（冷而湿、暖而湿、暖而干、冷而干）迅速判断患者血流动力学状态，使用相应血管活性药物进行积极干预，必要时应进行器械治疗。本例患者发作急性心衰时的状态为"冷而湿"，且血压较低。低灌注状态：此时应停用所有负性肌力及降压药物，给以强心药物、升压药物，收缩压高于 90mmHg 后可使用扩管药物，可以适量补液纠正灌注不足，但应密切监测中心静脉压（CVP）。淤血状态：使用静脉利尿剂，改善体循环淤血和肺水肿，但应避免过度利尿导致电解质紊乱及低血容量。

待血流动力学稳定后，逐渐滴定 RAS 抑制剂、β 阻滞剂、口服利尿剂等药物，心衰较稳定患者，静息心率大于 70bpm，可联用伊伐布雷定。

心力衰竭急性加重常导致患者反复入院，于慢性阶段的治疗护理不佳密切相关，且常常发生于心衰出院 1 ～ 2 个月。本例患者在首次出院后 2 个月未正规随访，慢性心衰治疗药物未滴定剂量，未进行规范液体管理。对于心衰患者应指导：①逐渐滴定药物剂量，②教育患者调整利尿剂，③指导患者家属基本护理，简单院外抢救技术，④健康宣教，帮助患者调整心理状态。避免患者反复入院，提高生存率，改善生活质量。（廖梦阳）

98. 病例 5：间断性发作胸痛 3 年，再发加重 1 天

患者，男性，56 岁，入院时间 2011 年 8 月 28 日。

【主诉】间断发作性胸痛 3 年，再发加重 1 天。

【病史询问】

（1）初步诊断思路及问诊目的。胸痛是临床常见的症状，主要由胸部疾病引起，少数由其他疾病所致。胸痛的程度因个体痛

阈的差异而不同，与病情的轻重无明显关系。常见的病例有：胸壁疾病（带状疱疹，肋软骨炎等）；心血管疾病（心绞痛，心肌梗死，主动脉夹层等）；呼吸系统（肺栓塞，肺癌，胸膜炎，气胸等）；纵膈疾病（纵膈炎，纵膈肿瘤等）；其他（食管癌，肝癌，脾梗死等）。该患者按常见病多发病优先考虑的诊断思路，则重点考虑呼吸系统疾病如肺癌，循环系统疾病，如急性冠脉综合征等。因此，问诊的目的主要围绕胸痛的诱因（原因）、发病时主要症状及特点、伴随症状、如何缓解及缓解的方式等展开，以找到诊断的证据。另外，既往史、家族史往往也能提供重要的线索。

（2）问诊主要内容及目的。

1）胸痛的部位。大部分的疾病引起胸痛常有一定的部位，常见有急性冠脉综合征的疼痛多在胸骨后方、心前区、或剑突下，可向左肩左上臂内侧放射，甚至到达环指和小指，也有放射到左颊或面颊，误认为牙痛，牙科医师也不少见；主动脉夹层的疼痛多位于胸背部，向下放射到下腹、腰部、甚至两侧腹股沟与下肢；胸膜炎引起的疼痛多在胸侧部；肺尖部的肺癌（肺上钩癌、Pancoast 癌）引起的疼痛多以肩部和腋下为主，向上肢内侧放射；食管和纵膈疾患引起的胸痛多在胸骨后；肝胆疾患及膈下脓肿引起的胸痛多在右下胸，侵犯膈肌中心部时疼痛放射到右肩部；带状疱疹一般疼痛剧烈，多沿一侧肋间神经分布，疱疹成簇，且不超过体表中线；肋软骨炎的疼痛常在一二肋软骨处，一般压痛。

2）胸痛的性质。一般来说，心绞痛呈绞榨样并有重压窒息感，数分钟或十几分钟，多在运动或情绪激动中，休息或硝酸甘油可以缓解。心肌梗死疼痛更剧烈，并有濒死感，多在 0.5 小时以上甚至更长，且硝酸甘油往往不能缓解，当然，轻微疼痛或无痛型心肌梗死临床也不少见。气胸发病初期有撕裂样痛多在运动量大时、屏气时发生。胸膜炎长呈隐痛、钝痛、或刺痛，位置变化可缓解或加重，咳嗽用力呼吸往往加重。主动脉夹层常呈突发撕裂样剧痛。肺梗死可以突发剧烈胸痛或绞痛。食管炎的多呈烧灼样痛质子泵抑制剂有效。带状疱疹则呈刀割样或火烧样疼痛等。

3）伴随症状。胸痛伴有发热、咳嗽、咳痰则多见于气管、支气管、肺部疾患。胸痛伴有呼吸困难常提示病变范围较大，如大叶性肺炎、自发性气胸、渗出性胸膜炎、肺梗死等。胸痛伴有咳血则常见于肿瘤和结核等。胸痛伴有血流动力学障碍，多见于心肌梗死、大片肺栓塞、主动脉夹层、脾破裂等。胸痛伴有吞咽困难食管疾病，如中晚期食管癌等。

4）既往病史及家族病史。既往有高血压、高血脂、糖尿病等病史，可以提供冠脉病变（心绞痛、心肌梗死、主动脉夹层等）的线索。既往有慢性支气管炎、慢性阻塞性肺气肿易出现气胸等。既往有下肢血栓或中风卧床者易患肺梗死等。另外，部分高血压、HCM 的患者有家族史可追寻。

5）院外的诊疗情况。一般情况下，详细院外的资料往往可以给我们提供关于疾病的基本信息。如急性冠脉综合征患者的院外心肌酶，心电图；先天性心脏病患者、心肌病患者的超声心动图；肺结核、气胸、肺癌患者的 X 线片等。

6）病程中的一般情况。往往被忽视，其实病程中的情况能给我们提供重要的诊断依据，如结核病、肺癌的患者多消瘦等。

7）职业。有些心血管疾病和职业有一定的关系，如从事高强度高压力的职业易患高血压、冠心病。长期接触粉尘易患尘肺并结核。

（3）问诊结果及思维提示。

1）问诊结果。患者为农民，既往身体健康，其父 48 岁时猝死，吸烟史 30 年；间断性发作胸痛 3 年，再发加重 1 天入院；患者 3 年前出现胸痛，主要在活动时或情绪激动中发生，数分钟内可逐渐缓解，部位以左侧为重，间断发作过 6 次，未有晕厥等其他明显不适伴随，未曾去医疗机构诊疗。入院前 1 天，患者在劳作时再次出现胸痛，且明显比以前重，立即停下休息，0.5 小时不能缓解，伴有胸闷，大汗；无头昏晕厥，无咳血咳泡沫痰情况，无心慌心悸，也未伴有恶心呕吐发生。当时未行特别处理，直接被家人送往我院。门诊资料：心肌酶（AST 34U/L，CK 63U/L，LDH 126U/L，CK-MB 0.2ng/ml），TNI（－），D-二聚体（－），心电图示窦性心律，I、aVL 导联 ST 段稍倾斜下移。

2）思维提示。患者既往没有呼吸循环系统的疾病，除有家族史（其父猝死）外，也没有高血压、高血脂、糖尿病等心脑血管疾病的高危因素。此次因胸痛入院，胸痛，可间断发作，多在活动或激动中，可缓解，部位左侧。但患者有吸烟史30年，按常见病多发病的思维，我们应该重点考虑呼吸（如肺部占位等）、循环系统疾病（冠心病等）。

【体格检查】

（1）重点检查内容和目的。考虑患者所患心肺系统疾病，在进行系统全面的检查同时，我们应该重点检查心脏和肺部，特别是心肺听诊，如呼吸音的强弱，有没随体位变化；啰音的有无；心音的变化，杂音情况等。

（2）体格检查结果及思维提示。

1）体检结果。T 36.5 ℃，R 18 次 / 分，P 80 次 / 分，BP 110/80mmHg（左）、110/75mmHg（右）。神智清，精神可。唇无紫绀，气管居中，甲状腺不大，颈静脉无充盈。胸廓无畸形，双肺呼吸均匀，触诊未及胸膜摩擦感，肺界不大，双肺叩诊音清，双肺听诊音清，未及干湿啰音。心尖波动正常，触诊未及震颤，心界不大，心率80次 / 分，律齐，胸骨左缘第3 ～ 4 肋间可及4/6 级收缩期杂音（SM），喷射样。腹平软，肝脾肋下未触及肿大，双肾区无扣痛，腹部未及血管杂音，肠鸣音正常。四肢及神经系统检查未及异常。生殖系统未检查。

2）思维提示。患者查体主要是"胸骨左缘第3 ～ 4 肋间可及4/6 级 SM，喷射样"杂音，结合问诊胸痛的情况，我们应该重点考虑心血管疾病，虽然肺部查体未及阳性体征不能排除肺部疾患。胸骨左缘的杂音，可分为生理性和病理性，杂音四级以上多为病理性的，病理性的常见的有先心病（房间隔缺损和室间隔缺损）、心肌病（肥厚梗阻型心肌病）、瓣膜病（肺动脉瓣狭窄）等。下一步的检查将重点放在循环系统疾病，特别是冠脉病变，瓣膜病，心肌病上。

【实验室和影像学检查】

（1）初步检查内容及目的。①急查心肌酶，肌钙蛋白：明确是否冠脉病变，如ACS（急性心肌梗死，心绞痛）。②急查肾功能、血糖、电解质：了解患者基本生理代谢情况。③急查科内心电图：了解患者的基本心电情况，明确有无心肌梗死，心绞痛，或恶性心律失常。④急查凝血功能：了解患者凝血情况，主要为下一步如PCI术前准备。⑤急查D-dimer：初步排除肺栓塞可能。

（2）初步检查结果及思维提示。

1）结果。心肌酶 AST 28U/L，CK 56U/L，LDH 125U/L，CK-MB 0.2ng/mL；肌钙蛋白 TNI（－）；D-二聚体 0.34mg/L；肾功能 BUN 5.64mmol/L，Cr 92.3μmol/L；电解质 K^+ 3.70 mmol/L，Ca^{2+} 1.97mmol/L，Na^+ 139.0mmol/L，Cl^- 107.0mmol/L；血糖 5.65mmol/L；凝血功能 PT 14.9秒，INR 1.2，APTT 41.9秒，TT 15.3秒，FIB 3.66秒。科内心电图：窦性心律，ST-T改变，同门诊心电图比较无明显改变。

2）思维提示。患者因"胸痛"入院，其父猝死；查体主要是"胸骨左缘 3 ～ 4 肋间可及 IV/6SM，喷射样"杂音，高度提示心血管疾病，应急查心电图，特别是发作时捕捉到的心电图，更有意义。患者心电图主要表现在部分 ST-T 的改变，提示心肌缺血可能，常见的病因多为冠心病，心肌病（如 HCM），高血压等。急查心肌酶，胸痛患者的常规检查，心肌酶在正常范围，肌钙蛋白（－）。心肌坏死标志物可以区别心绞痛及心肌梗死，另外也可以反映心肌梗死的范围和预后，其中 CK-MB 起病后 4 小时增高，16 ～ 24 小时达到高峰，3 ～ 4 天恢复正常，TNI 起病 3 ～ 4小时升高，11 ～ 24 小时达到高峰，7 ～ 10 天恢复正常。

【治疗过程】

（1）初步治疗。患者心电图有 ST-T 改变，因而胸痛原因初步考虑冠心病心绞痛的可能，并因此而展开治疗。

1）戒烟，加强护理。

2）监测心肌酶及心电图（特别胸痛发作时）。

3）药物治疗：拜阿司匹林 100mg，1 次 / 日，氯吡格雷 75mg，1 次 / 日，阿托伐他汀 20mg，每晚 1 次，美托洛尔 12.5mg，2 次 / 日，培哚普利 4mg，1 次 / 日。

4）完善相关检查。①三大常规检查：血液分析、尿液分析、大便常规。②大生化检查：了解患者基本生理代谢情况，有无心血管疾病的高危因素如高血糖、高血脂等。③胸片：X 线基本检查，了解呼吸系统基本结构，排除基本病变如气胸，液胸等；了解心脏的形态大小，位置等。④超声心动图：重要检查，可以了解心脏的基本结构，形态大小，瓣膜情况，室壁运动情况，收缩舒张功能；初步判断有无大动脉夹层；初步了解心肌病的类型等。⑤胸腹CTA：排除胸腹大血管病变，如主动脉夹层等。⑥冠脉CTA：明确冠脉病变。

（2）结果。①血常规：WBC 8.41×10⁹/L，RBC 4.31×10¹²/L，PLT 132×10⁹/L，Hg 126g/L。尿常规：正常。大便常规：正常。②大生化检查：TB 21.2μmol/L，CB 8.3μmol/L，ALT 14U/L，AST 11U/L，TP 52.9g/L，A 36.2g/L，Glu 5.76mmol/L，TC 2.63mmol/L，TG 0.82mmol/L，HDL 1.25mmol/L，LDL 1.21mmol/L。③胸片：双肺纹理略粗，左心影稍大。④超声心电图：AAO 3.1cm，LA 4.6cm，LV 4.6cm，IVS 1.5cm，RA 4.0cm，RV 4.2cm，PA 2.4cm，EF74%。结论：室间隔中段增厚，左室流出道血流稍快，不排除非对称性。⑤胸腹CTA：升主动脉局部呈"双边"样改变，考虑血管搏动伪影所致，余血管未见异常；左肾两支动脉供血。⑥冠脉CTA：冠脉呈左优势型，冠脉未见异常。

（3）思维提示。综合患者的病史，可从下面考虑：①肺部查体未及异常，血常规正常，胸片正常，基本可排除肺炎，结核，气胸等肺部疾患所致的胸痛。②心电图，心肌酶，肌钙蛋白所查，可排除急性冠脉综合征，特别是冠脉CTA更可排除上述病变。③胸腹大血管CTA，可排除主动脉夹层病变。④D-二聚体（-），未有肺栓塞的高危因素，结合胸片及超声心动图，可排除肺栓塞。患者目前诊断考虑：肥厚梗阻型心肌病。诊断依据：①有家族史；②胸痛症状；③胸骨左缘第 3 ～ 4 肋间可及 IV/6SM，喷射样；④超声心动提示，室间隔中段增厚，左室流出道血流稍快，不排除非对称性 HCM；⑤心电图提示缺血。

《心肌病诊断与治疗建议 2007》关于诊断问题提出：主要标准，次要标准和排除标准。主要标准：①超声心动图示左室壁或（和）室间隔厚度超过 15mm；②组织多普勒、磁共振显像发现心尖、近心尖室间隔部位肥厚，心肌致密或间质排列紊乱。次要标准：① 35 岁以下患者，12 导联 ECG 导联 I、aVL、V4-6ST 下移，深对称性倒置 T 波；②二维超声心动图示室间隔和左室壁厚 11 ～ 14mm；③基因筛查发现已知基因突变或新的突变位点，与 HCM 连锁。排除标准：①系统疾病、高血压、风湿性心脏病二尖瓣病、先天性心脏病（房间隔、室间隔缺损）及代谢性疾病并发心肌肥厚；②运动员心脏肥厚。临床确诊 HCM：符合以下任何一项者：1 项主要标准 + 排除标准；1 项主要标准 + 次要标准③即阳性基因突变；1 项主要标准 + 排除标准②；次要标准②和③；次要标准①和③。

【调整治疗】

（1）治疗目标。减轻左室流出道梗阻，缓解症状，尽可能逆转心肌肥厚，改善左室舒张功能，预防猝死，提高 HCM 患者长期生存率。

（2）该患者的具体治疗。美托洛尔 25mg，2 次 / 日；地尔硫卓缓释片 90mg，1 次 / 日；培哚普利 4mg，1 次 / 日。定期复查，特别是超声心动图及心电图。

（3）其他 HCM 的相关治疗。

1）无症状 HCM 的治疗。此类患者是否药物治疗曾在分歧，部分学者主张无症状者不用药。HCM 病程呈现典型的心室重构进程，为了延缓逆转和心室重构，建议用 β 受体阻滞剂或非二氢吡啶类钙通道阻滞剂，小到中等剂量。美托洛尔缓释剂 25～50mg/d，地尔硫卓缓释剂 90mg/d，维拉帕米缓释剂 240mg/d。

2）药物难治性 HCM。HCM 患者在药物治疗过程中，若出现严重的呼吸困难、心绞痛、晕厥前期和晕厥，表示存在或出现明显梗阻，通常由于前负荷下降、β 受体阻滞剂或维拉帕米减量或停药引起。药物治疗不能改善，并出现心脏骤停、持续性室性心动过速、流出道压差超过 30mmHg、心室壁厚度超过 30mm 等表现，属于药物难治性患者。这类患者占 HCM 总数的 5% 左右，属于高危患者，易发生心源性猝死、心力衰竭、及卒中等生命终点事件。这类患者易考虑非药物治疗。①临时或埋藏式双腔起搏：对于发生急性呼吸困难、胸痛、超声心动图证实流出道压力阶差大于 30mmHg 患者，双腔起搏能降低压力阶差。但永久起搏，其缓解梗阻的效果与安慰组相同，因此不推荐置入双腔起搏器作为非药物治疗的首先方案。②心律转复除颤器置入（ICD）：置入 ICD 能有效终止恶性室性心律失常，恢复窦性心律。适应证：心脏骤停存活者，有家庭成员猝死记录者，恶性基因型患者，多形性反复发作性持续性心动过速者，晕厥者，运动时低血压者。建议在置入 ICD 前观察脑钠素（BNP）水平，作为定量观察指标。③酒精消融：通过冠脉导管，进入间隔分支，在分支内注入 100% 酒精 1 ～ 3ml，造成该供血区间隔心肌坏死，减低和解除流出道压差。主要并发症是即刻发生三度房室传导阻滞，由于瘢痕引起的室性心律失常。适应证与外科手术相同。但下列患者不宜做酒精消融：40 岁以下，室间隔厚度在 30mm 以下，左室流出道压力阶差低于 50mmHg，无心力衰竭的患者。④手术治疗：适应证流出道压力阶差大于 50mmHg、青少年大于 75 ～ 100mmHg，有明显的心功能不全者。⑤心脏移植：这是药物难治性 HCM 患者的最后选择，但由于供体不足，排斥反应，费用过高等，应用受限。

【预后】

本病的预后因人而异，可无症状到心力衰竭、猝死。房颤可促进心衰的发生。少数患者可并发感染性心内膜炎或栓塞等。一般成人病例 10 年存活率为 80%，小儿病例为 50%。成人死亡多为猝死，小儿多为心力衰竭，其次为猝死。猝死在有家族史的青少年中尤为多见，猝死原因多为室性心律失常，特别是室颤。

（汪朝晖）

99. 病例 6：劳力性气促 12 年，腹胀、下肢浮肿 4 个月

患者，男性，48 岁，入院时间 2007 年 8 月 1 日。

【主诉】劳力性气促 12 年，腹胀、下肢浮肿 4 个月。

【病史询问】

（1）初步诊断思路及问诊目的。中年男性患者，以劳力性气促 12 年、伴发腹胀、下肢浮肿 4 个月为主诉，按常见病优先考虑的原则应将劳力性气促、腹胀和水肿症状鉴别诊断放在首位。因此，问诊目的主要围绕气促、腹胀和水肿及其相关临床表现、原因、进行过什么治疗，近 4 个月水肿的特点、伴随症状等问题展开，并兼顾腹胀与水肿的关系进行鉴别，以寻找水肿的病因。

（2）问诊主要内容及目的。

1）发生气促、腹胀和下肢水肿时是否有其他症状和体征？气促、腹胀和下肢水肿是常见症状和体征，有时候是患者就诊的主要原因，问诊时要了解患者是否有心慌咳嗽、呼吸困难状态、腹痛恶心呕吐、尿量减少、乏力畏寒，同时注意水肿发生规律的询问，是上行性水肿还是下行性水肿？腹胀和下肢水肿体征发生是否一致，发生的规律，接受过何种药物治疗、对药物治疗反应如何？腹胀和下肢水肿可以因为肝脏疾病所引起，也可能是体循环回流受阻导致腹胀和下肢水肿，也可能与肾脏疾病、代谢性疾病、自身免疫病、营养不良等原因有关。

2）近 4 个月腹胀和下肢水肿时有何种伴随症状？对于一个腹胀和下肢水肿的患者，要问腹胀发作的部位、性质、持续的时间、诱发因素，是否伴腹痛恶心呕吐、发热、心慌气促、尿量减少、乏力畏寒、咳嗽气喘，要注意询问平时体检的血压、血尿常规、肝肾功能电解质、血糖血脂水平，还要注意询问腹胀与下肢水肿发生的时间顺序，对于判断水肿的病因提供重要证据。

3）入院前是否应用了药物？什么药？效果如何？通过了解院外药物治疗的情况，以便考虑气促、腹胀水肿及其相关病因的治疗效果，进一步分析病因诊断是否明确，药物选择是否合理等问题。如果气促、腹胀水肿药物治疗效果都不好，应当重新考虑气促腹胀水肿的病因诊断。

4）既往有何种疾病？是否有肾炎、肝炎、血吸虫病、贫血、甲状腺功能异常、心慌、紫绀、高血压、糖尿病、血脂异常、下肢血管疾病等病史？气促和腹胀水肿是患者容易表述的症状，涉及气促的鉴别诊断包括心源性呼吸困难与肺源性呼吸困难；水肿的鉴别诊断包括心源性水肿与非心源性水肿，心源性水肿可以是常见心血管病的表现，也可能是肝源性水肿、肾性水肿、营养不良、内分泌代谢功能异常等非心血管病所致。气促和腹胀水肿提供了病因鉴别诊断的线索，如果忽视这一病症，在诊断思考中会走弯路。本例患者1995年开始有劳力性心慌气促，治疗情况不详；本次因腹胀下肢水肿4个月住院，在鉴别水肿原因时要高度谨慎。

5）何种职业、饮食习惯？水肿发病与年龄和职业相关，有疫水接触史与血吸虫肝病有关，接触化学品和生物制品可以发生过敏性水肿；饮食偏少、营养不良容易发生营养不良性水肿。

（3）问诊结果及思维提示。

1）问诊结果。患者为工人，于12年（1995年）前上4层楼时心慌气促，未在意。2001年2月28日突发咳嗽、咯血、咳脓痰、痰带血，不伴发热，3月5日来本院住院，体检心前区2/6级收缩期杂音，两肺可闻及干性啰音，胸片示肺部感染、心脏扩大，2001年超声心动图记录：升主动脉内径3.4cm，肺动脉未见增宽；左房明显扩大，前后径5.8cm，横径6.6cm；右房稍大，横径5.0cm，两侧心室腔未见扩大；二尖瓣、三尖瓣形态、活动正常；室间隔中上部增厚约1.5cm，左室后壁不厚，侧壁增厚约1.2cm，两者呈逆向运动，心尖部厚1.4cm，增厚部位室壁活动幅度减低；心内结构未见连续中断；CDFI：左室流出道血流速度不快，二尖瓣口收缩期左房侧可见少量反流信号；心功能EF 63%，FS 33%。超声心动图诊断：心肌肥厚、左心房增大。临床诊断："HCM（非梗阻型），肺部感染"，给予培哚普利、比索洛尔等治疗，出院后一直服用培哚普利和比索洛尔等治疗，平时无明显症状。4个月前无明显诱因出现腹胀、双下肢浮肿，伴有夜间阵发性呼吸困难，患者无腹痛，无恶心呕吐，食欲正常。大便每日1～2次，均为成形黄色软便，尿色黄、无尿痛、尿量约800ml/d，于7月28日住我院消化科，肝脏超声示"肝淤血肿大，脾脏肿大，腹腔积液"，8月1日转心内科。发病来睡眠可，体重逐渐增加。既往史：否认家族性遗传病史，无结核、乙肝、血吸虫病史，无药物过敏史。有吸烟史、饮酒（3两/日）史20

余年。

2）思维提示。通过问诊可明确，患者有心脏病史，本次住院以腹胀下肢水肿为主要表现，结合患者在12年前出现劳力性呼吸困难在体格检查时重点注意检查下肢水肿的性质、颜面眼睑水肿、肝脏脾脏大小和硬度、腹部移动性浊音、颈静脉充盈、肝颈静脉回流征、四肢血压脉搏、心脏浊音大小、心脏听诊是否存在血管杂音、肺部听诊、注意观察体温变化，考虑心源性水肿可能性较大，并通过实验室检查和影像学检查寻找腹胀下肢水肿的原因。

【体格检查】

（1）重点检查内容和目的。考虑患者胸痛原因待查，因此在对患者进行系统地、全面地检查同时，应重点注意准确测量下肢水肿的性质、颜面眼睑水肿、肝脏大小和硬度、腹部移动性浊音、颈静脉充盈、肝颈静脉回流征、四肢血压脉搏、心脏浊音界大小、心脏听诊是否存在血管杂音和附加心音、肺部体征有无湿性啰音。

（2）体格检查结果及思维提示。

1）体检结果。查体：T 36.4℃，P 84次/分，R 20次/分，BP 120/80mmHg。发育良，营养佳，神志佳。慢性病容，步入病房，自动体位，查体合作。全身皮肤无黄染、蜘蛛痣，浅表淋巴结未触及肿大，巩膜轻－中度黄染。颈软，颈静脉怒张，肝颈静脉回流征阳性。双肺呼吸音清，心率84次/分，律不齐，各瓣膜听诊区未及杂音，心浊音界扩大。腹稍隆起，软，无明显压痛。肝肋下 7cm 质中等，脾肋下约 5cm，移动性浊音（+）。肠鸣音正常存在，双下肢中度凹陷性水肿，双侧足背动脉搏动正常。

2）思维提示。体格检查结果与问诊后初步考虑腹胀下肢水肿原因的思路相吻合。双下肢中度凹陷性水肿，肝肋下 7cm 质中等，脾肋下约 5cm，移动性浊音（+），颈静脉怒张，要警惕心源性水肿。肝颈静脉回流征阳性，肝源性水肿可能性小，需要进一步实验室、心电图和心脏影像学检查、肝脏脾脏门静脉和下腔静脉 B 超检查，主要目的是明确腹胀下肢水肿病因诊断，为治疗方案提供依据。

【实验室和影像学检查】

（1）初步检查内容及目的。①心电图和心肌损伤标志物检查：了解有无心肌损害。②尿常规、血常规、肝肾功能、电解质：了解肝脏肾脏损害。③胸片检查：了解心脏、主动脉和肺部病变。④超声心动图检查：了解心脏和主动脉病变。⑤腹部超声：了解肝脏、脾脏、门静脉和下腔静脉病变，有无腹水。

（2）检查结果及思维提示。

1）结果。①心电图。心房颤动，电轴右偏，极度顺向转位；T Ⅰ、T Ⅱ、avF、avL、V5-V6 低平、双向、倒置；STV6 下移 0.15mv。②辅助检查。血常规：WBC 5.7G/L，N% 53.82%，RBC 3.73T/L，Hgb 116g/L，HCT 34.9%，PLT 119G/L。尿常规

和大便常规正常。凝血功能：PT 17.0 秒，INR 1.42。肝肾功能电解质：总胆红素 53.5μmol/L，直接胆红素 23.1μmol/L，γ-GT 310U/L，胆汁酸 14.5μmol/L，ALT 119U/L，AST 70U/L，白蛋白 40.4g/L，球蛋白 20.6g/L；Cr 77.3μmol/L，尿酸 463.8μmol/L；K^+ 3.9mmol/L，Na^+ 139mmol/L，CI^- 106mmol/L，Ca^{2+} 2.29mmol/L。血糖血脂 4.4mmol/L，TG 1.91mmol/L，TC 3.97mmol/L，HDL-C 1.15mmol/L，LDL-C 2.17mmol/L，ApoA 11.10g/L，ApoB 0.28g/L。D-Dimer 0.84mg/L（＜0.50mg/L）。③腹部 B 超。肝脏体积增大，右叶最大斜径 15.2cm，肝脏表面平滑，包膜完整，肝区回声分布均匀，血管网显示清晰。门脉主干内径 1.4cm。肝静脉增宽，右肝静脉内径 1.4cm。脾脏增大，脾厚 5.6cm，长径 14.6cm，实质回声均匀，未见异常回声。腹腔见前后径 7.0cm 的液性暗区。CDFI：肝内未见异常血流信号，门静脉血流呈双向，主干血流速度为 23cm/s。腹部 B 超结论：肝淤血肿大，门静脉增宽并门静脉高压，脾脏增大，腹腔积液，下腔静脉增宽。④超声心动图。升主动脉 3.4cm，肺动脉主干 3.1cm；左房横径 7.6cm，左室 4.7cm，室间隔 1.4cm，巨大右房横径 9.1cm、长径 15cm，右室 5.2cm；二尖瓣形态、开放可、闭合不良，三尖瓣形态、开放可、闭合不良，见 1.3cm 的缝隙；室间隔增厚，与左后室壁呈同向运动，左室后壁基底段稍薄，厚约 0.7cm，增厚部位室壁活动幅度减低；心脏各结构未见连续中断；FS 30%，EF 57%。CDFI：二尖瓣口舒张期频谱示 E/A ＞ 2，可见 E-E 不等。E 峰减速时间 110 毫秒，左室流出道收缩血流未见明显梗阻。心包腔内见少量液性暗区，后室间沟暗区厚约 1.3cm，右房顶部暗区约 0.6cm，未见心包膜增厚。

2）思维提示。分析腹胀下肢水肿原因的 4 项基本检查结果：①患者腹胀下肢水肿 4 个月后检查心电图提示心肌受损，表现为异常 T 波和 ST 段改变。②生化检查示总胆红素升高，肝酶轻微升高，γ-GT 显著升高，肝功能受损。③腹部 B 超示肝淤血肿大，门静脉增宽并门静脉高压，脾脏增大，腹腔积液，肝肿大并非原发于肝病，可以排除肝源性水肿，下腔静脉增宽显示静脉回流心脏受阻，因此，该患者腹胀下肢水肿属于心源性水肿。④ 2001 年和 2007 年 2 次超声心动图检查结果比较，心房由左心房增大到右心房巨大，最终出现双心房扩大，而左心室没有扩大，心室壁轻度增厚，增厚部位室壁活动幅度减低，心室收缩功能正常，舒张功能减低。巨大心房，心包膜未见增厚，可以排除缩窄性心包炎，要考虑心室内膜疾病。结合患者 12 年前出现劳力性呼吸困难，7 年前因气促、咳嗽咳痰，肺部感染诱发呼吸困难住院，检查发现左房明显扩大，右房稍大，横径 5.0cm，两侧心室腔未见扩大；室间隔增厚约 1.5cm，最初考虑为 HCM。经过 7 年的演变，患者表现为巨大双心房伴右心室轻度增大，心室壁没有进行性增厚，心包腔有少量积液可以看到心包膜没有增厚，缩窄性心包炎可以排除，心房巨大与心内膜病变有关。

（3）特殊检查及思维提示。

1）特殊检查。心脏MRI平扫：SAG，COR，TRA，TFI，TSE，心脏平扫示左心房、右心房体积明显增大，大小分布为10.0cm×5.5cm（左右径 × 前后径）、15.0cm×9.4cm（左右径 × 前后径），TFI示心腔内正常血液信号消失，呈等低混杂信号。室间隔稍增厚约1.5cm。两侧胸腔见新月形长T2信号，以右侧为著。心脏电影成像示舒张期左房及右房运动幅度减低，其内见涡流，二尖瓣及三尖瓣开放尚可，收缩期示二尖瓣及三尖瓣口血液自心室返流入心房。意见：①心脏异常改变，考虑心肌病可能性大，RCM待排；②两侧胸腔积液。

2）思维提示。心脏MR检查进一步证实超声心动图的结果，左心房、右心房体积明显增大，室间隔稍增厚，心脏电影示舒张期左房及右房运动幅度减低，其内见涡流。由于患者心室腔没有扩大，室壁稍增厚，心房扩大的原因主要是来源于心室舒张期的阻力；由于患者心胞膜没有改变，心室舒张期的阻力应当是心内膜病变所致，本病例应当考虑RCM。进一步心内膜活检病理检查是必要的，由于条件限制，本病例没有进行心内膜活检。

【诊断】

RCM（原发性），巨大双心房，心房颤动，心力衰竭（左右心室舒张充盈受限），心源性肝硬化腹水。

当就诊患者发生腹胀下肢水肿，临床需要进行鉴别诊断，重点区分心源性水肿与非心源性水肿，体检肝颈静脉回流征，对于鉴别原发性肝硬化与心源性肝硬化是有帮助的。入院后腹部 B 超检查，肝脏肿大淤血，下腔静脉增宽，支持心源性水肿的考虑。超声心动图检查和心脏 MR 检查心房、右心房体积明显增大，室间隔稍增厚，心脏电影示舒张期左房及右房运动幅度减低，心包膜没有改变，心房扩大由心内膜病变心室舒张期的阻力所致，本病例应当考虑 RCM。

本例患者第 1 次住院诊断 HCM，经过 7 年后复查心脏影像，心室壁没有继续肥厚，而双心房进行性扩大，主要表现为心室舒张期充盈受限，并且引发心源性肝硬化腹水，这个演变不符合 HCM 的发病规律，因此，我们否定了先前 HCM 的诊断。

本病例需要进一步鉴别诊断心室舒张期充盈受限的病因，鉴别缩窄性心包炎与 RCM。

RCM 的临床表现可分为左心室型、右心室型和混合型，以左心室型最常见。在早期阶段，患者可无症状，随着病情进展可出现运动耐量降低、倦怠、乏力、劳力性呼吸困难和胸痛等症状，这主要是由于 RCM 患者心输出量不能随着心率加快而增加。左心室型早期可出现左心功能不全表现，如易疲劳、呼吸困难、咳嗽及肺部湿性罗音等。右心室型及混合型则以右心功能不全为主，如颈静脉怒张、吸气时颈静脉压增高（Kussmaul'征）、肝大、腹水、下肢或全身浮肿。心脏可闻及第三心音奔马律。当二尖瓣或三尖瓣受累时，可出现相应部位的收缩期返流性杂音，心房压力增高和心房扩大可导致心房颤动。发生栓塞者并非少见。此外，血压常偏低，脉压小。除有心力衰竭和栓塞表现外，可发生心脏性猝死。Doppler 心动图的典型表现是舒张期快速充盈随之突然终止。心导管检查：心房压力曲线出现右房压升高和快速的 Y 下陷；左心充盈压高于右心充盈压；心室压力曲线上表现为舒张早期下降和中晚期高原波；肺动脉高压。心内膜心肌活检：右心室活检可证实嗜酸性细胞增多症患者的心内膜心肌损害，对心内膜弹力纤维增生症和原发性 RCM 的组织学诊断具有重要价值。

【治疗方案及理由】

（1）紧急治疗方案及理由。

1）治疗方案。针对心力衰竭、心源性肝硬化腹水的治疗。①间歇性利尿：本例患者存在心源性水肿和肝硬化腹水，利尿治疗是必要的，给予口服速尿 20 ～ 40mg/d，同时补充氯化钾 2 ～ 3g/d，注意电解质平衡。利尿剂能有效地降低心脏前负荷，减轻肺循环和体循环淤血，降低心室充盈压，改善患者气急和易疲乏等症状。② RCM 缺乏特异性治疗方法：可试用地尔硫卓、β- 受体阻滞剂、血管紧张素转换酶抑制剂、醛固酮拮抗剂。本例患者应用比索洛尔 5mg，1 次 / 日；培哚普利 4mg，1 次 / 日；安体舒通 20mg，1 次 / 日；治疗。③对于伴有快速性房颤的治疗：发生房颤者较常见，可选用胺碘酮转复和维持心律，巨大心房转复心律是困难的，本例患者选用比索洛尔 5mg，1 次 / 日，控制房颤心室率。洋地黄制剂不宜使用，如果应用必须小剂量和谨慎观察。④对于严重的缓慢性心律失常患者，可植入永久性心脏起搏器。⑤对于心腔内附壁血栓形成者，应尽早给予华法林治疗，根据 INR 调节剂量。⑥外科治疗：对严重的内膜心肌纤维化可行心内膜剥脱术，切除纤维性心内膜。伴有瓣膜返流者，可行人工瓣膜置换术。对于附壁血栓者，行血栓切除术。

2）理由。RCM 患者心力衰竭主要是由于左右心室舒张期充盈受限，利尿是消除水肿和腹水的主要方法，由于患者发生心源性肝硬化，宜采用间歇性利尿，即有利于消肿，又有利于消除腹水。改善心功能的措施主要是拮抗神经激素机制的过度激活，应用 β- 受体阻滞剂、血管紧张素转换酶抑制剂、醛固酮拮抗剂等治疗是必要的，但不是针对病因治疗。巨大心房并发房颤，转复心律治疗没有意义，本例选用比索洛尔 5mg，1 次 / 日控制房颤心室率，同时给予华法林抗凝治疗，预防房颤并发心房血栓形成。由于条件限制没有进行心内膜剥脱术。

（2）维持治疗方案及理由。

1）治疗方案：培哚普利 4mg，1 次 / 日；比索洛尔 5mg，1次 / 日；安体舒通 20mg，1 次 / 日；华法林 3mg，1 次 / 日，间断应用速尿和补钾治疗。

2）理由：本病例间歇性利尿，即有利于消肿，又有利于消除腹水。应用 β- 受体阻滞剂、血管紧张素转换酶抑制剂、醛固酮拮抗剂等治疗拮抗神经激素机制活性。应用比索洛尔减慢房颤心室率，同时应用华法林抗凝预防血栓形成。

（3）出院治疗方案及随访结果。出院治疗方案：培哚普利 4mg，1 次 / 日；比索洛尔 5mg，1 次 / 日；安体舒通 20mg，1 次 / 日；华法林 3mg，1 次 / 日。给予速尿 20 ～ 40mg/d，口服，同时补充氯化钾 2 ～ 3 克 / 天，每周应用 4 天。

【对本病例的思考】

（1）诊断的难度。RCM 少见，临床识别有一定难度。本例患者初次来本院住院诊断为 HCM，7 年后心脏病变和心力衰竭发展不符合 HCM 的演变。本病例先前接受培哚普利 4mg，1 次 / 日、比索洛尔 5mg，1 次 / 日治疗，病情逐渐发生变化，由左心房扩大和左心功能不全，发展到以右心扩大和右心衰为主要表现。由于心内膜病变没有清除，心房发生了进行性扩大，并发心源性肝硬化腹水。本病例超声心动图和心脏磁共振检查均展现双心房巨大，心室扩大不显著，心包少量积液没有心包膜增厚，可以排除缩窄性心包炎。

（2）问诊的重要性。本病例患者于 12 年前出现劳力性心慌气促，7 年前突发咳嗽、咯血、咳脓痰、痰带血，不伴发热，4 个月前无明显诱因出现腹胀、双下肢浮肿，伴有夜间阵发性呼吸困难。早期的心力衰竭症状对于鉴别近 4 个月腹胀水肿是心源性和非心源性水肿提供重要线索，体检肝颈静脉回流征阳性，支持心源性水肿的判断，如果忽视这一病症，在诊断思考中会走弯路。本次因腹胀水肿住院，被收到消化科住院，然后转心内科住院，也提示病史问诊和体格检查的重要性。

（3）针对性治疗。RCM 缺乏特异性治疗，早期心内膜病变识别困难，尚无针对病因的治疗方法。明确诊断后，进行心内膜剥离术，即有利于治疗，又有利于进行病理诊断。RCM 仍然是少见疾病，应用血管紧张素酶抑制剂和 β- 受体阻滞剂，防止心衰进展，利尿治疗是改善症状的主要方法。

（廖玉华）

100. 病例 7：反复心慌、眩晕 2 年，加重 1 周伴晕厥 1 次

患者，男性，50 岁，于 2012 年 3 月 23 日入院。

【主诉】发作性心慌、眩晕 2 年，加重 1 周伴晕厥 1 次。

【病史询问】

（1）初步诊断思路及问诊目的。患者近 2 年出现反复心跳快、心慌，并伴有发作时头晕症状，严重时发生短暂性晕厥，需要考虑其症状可能与心律失常有关。因此，问诊目的主要围绕既往是否患有器质性心脏病、发病时主要症状及特点、及是否有发作时心电图、是否经过治疗等问题展开，寻找符合患者发病的心脏病证据。

（2）问诊主要内容及目的。

1）患者既往是否有心脏病史和 / 或其他疾病病史？心律失常可发生于所有器质性心脏病。如果患者在存在瓣膜性心脏病、梗阻性心脏病或急性心肌缺血等的基础上发生快速心律失常，很

容易出现眩晕、晕厥症状。而一些特发性快速心律失常，如阵发性室性心动过速和室上性心动过速，也可能诱发上述表现。继发于其他疾病的心脏病变或非心脏疾病，如甲亢性心脏病、贫血性心脏病、电解质紊乱，及是否合并有脑血管疾病等，也应引起重视。

2）是否有心脏病家族史？HCM 和一些心律失常，如 Brugada 综合征等具有家族遗传倾向，有时可能因流出道梗阻或发生恶性心律失常而出现心跳快、晕厥症状，甚至发生猝死。

3）发病前是否有劳累、情绪波动、工作紧张、饮酒和吸烟等诱因？以上情况都可以促使心律失常的发生。但是阵发性室上性心动过速和特发性室性心动过速可以无诱因，突发突止。

4）心慌、心跳快、眩晕发生时还有无其他伴随症状？晕厥发生前后有无其他伴随症状？梗阻性心脏病和急性心肌缺血发病时除以上症状外，还可能出现胸痛等表现；直立性低血压和低血糖发生时还伴随有全身冷汗，平卧或进食含糖饮食可明显缓解。晕厥发生前后的主观感受有助于我们判断其原因是心源性、脑源性还是其他原因？

5）发病以来有无至医院就诊检查和治疗？心电图和心脏彩超等有关检查报告将为明确诊断提供线索；具体治疗情况将有助于选择和调整合理治疗方案。

（3）问诊结果及思维提示。

1）问诊结果。患者职业为个体商户，工作性质较轻松；既往有高血压病史，血压最高达 168/114mmHg，间断口服"北京 0号"，未正规诊治。否认有心脏病和糖尿病史，未接触任何毒品或化学制剂，也无吸烟、饮酒和过敏史；其母亲 10 年前因心脏病已过世，但是具体病情不详，无猝死家族史。近 2 年来，常于劳累后出现发作性心慌，自觉心跳快，伴有眩晕、乏力不适，但是能够忍受，无明显头痛、出汗、胸痛、恶心和腹痛；每次发作持续数秒钟至十几分钟不等，约 1 ～ 3 次 / 月，偶有黑蒙，休息可以自行缓解，一直未至医院就诊。入院前 1 周活动时又发生上述症状，持续约 3 小时，期间晕厥 1 次，持续 2 分钟。晕厥前后均有心慌、眩晕不适，无眩晕、肢体抽搐和大小便失禁。被家属送至当地医院急诊就诊，检查心电图为频发室性早搏并短阵性室速（只有报告单，未见图纸），予以"利多卡因"处理后症状好转未住院，但后无诱因又反复发作 6 次，未再出现晕厥，持续时间数分钟至数小时不等，入院时仍在发作中。

2）思维提示。通过问诊可明确，患者症状可能与心律失常（频发室性早搏和短阵性室性心动过速）密切相关，其眩晕、晕厥是室性心动过速时血流动力学紊乱所致，但是不排除患有基础心脏病可能；另外患者已明确有高血压病，也可能合并有脑血管疾病。在体格检查时应重点监测生命体征、关注心脏听诊，注意有无杂音和心律失常变化，通过相关实验室检查和影像学检查来为明确疾病诊断提供依据。

【体格检查】

（1）重点检查内容和目的。患者存在心律失常、血流动力学失调等征象，因此在对其进行系统地、全面地检查同时，应重点注意观察生命体征、心脏体检，尤其是血压、心脏杂音、心跳节律变化，同时注意有无甲状腺肿大、肺部啰音等体征，以进一步明确心律失常状况、了解心律失常原因。

（2）体格检查结果及思维提示。

1）体检结果。T 36.6 ℃，R 20 次/分，P 102 次/分，BP 140/90mmHg。神志清楚，体型中等，步入病房。颈静脉无充盈，双侧甲状腺不大；双肺呼吸音清，未闻及干湿性啰音。心界不大，HR 102 次/分，律不齐，心音有力，未闻及明显病理性杂音。腹部无异常，双下肢不肿。神经系统检查正常。

2）思维提示。以上检查显示患者存在心律失常，血压偏高，但是心室率只是偏快，无心脏杂音。结合其在外院心电图检查结果，需要急查床边心电图，进行与心律失常有关的实验室检查；同时作有关影像学检查和其他常规实验室检查以明确病因、了解有无并发症，及时选择合适治疗方法。

【实验室和影像学检查】

（1）初步检查内容及目的。①心电图：急查并予以监测；尽快了解心律失常性质，必要时行 Holter 检查。②血电解质、心肌酶 +TNI、血常规：急查；明确有无低血钾、急性心肌损伤、感染和贫血诱因。③甲状腺功能：了解有无甲状腺功能异常致心律失常。④ NT-proBNP：有助于判断有无心力衰竭。⑤肝功能、肾功能、血糖、血脂：明确有无合并症与冠心病危险因素。⑥胸片：初步观察心脏和肺部状况。⑦心脏彩色超声多普勒（UCG）：明确心脏形态和功能有无异常。

（2）检查结果及思维提示。

1）检查结果。①心电图：入院时显示为频发室性早搏伴短阵性宽 QRS 波心动过速（图 4）。入院后出现发作性心慌时心电图提示为室性心动过速（图 5）。②血电解质、心肌酶 +TNI、血常规：均在正常范围。③甲状腺功能：正常。④ NTpro-BNP：28pg/ml，正常范围。⑤肝功能、肾功能、血糖、血脂：均在正常范围。⑥胸片：无明显异常。⑦ UCG：左房稍大（LA 3.8cm），右室饱满（RV 4.1cm），右室心尖见较多肌束回声附着，心肌壁最薄处 0.24cm，余无明显异常。

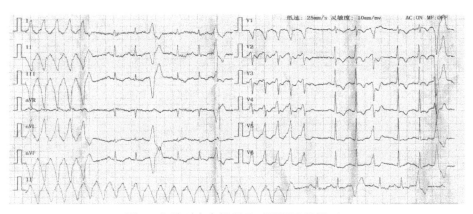

图 4　入院时心电图所见（彩图见彩插 3）

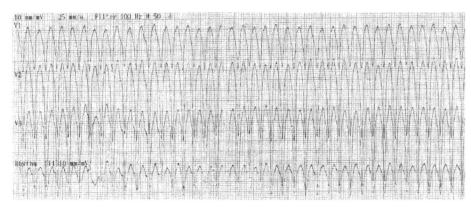

图5 入院后心慌发作时心电图所见（彩图见彩插4）

2）思维提示。重要的检查结果有：①心电图监测显示有频发室性早搏和阵发性室性心动过速，与院外检查结果一致，可以明确其心慌时心律失常性质。②心脏彩超检查提示有右心室可疑病变，考虑"致心律失常性右室心肌病（ARVC）"或"右室心肌致密化不全"可能性大，其心律失常很可能与此处病变相关，但是心肌病变性质尚需进一步检查明确。③血电解质检查正常排除了低钾血症引起室早和室速的可能性；由于患者入院前曾服用"北京0号"降压，而该药有一定的利尿作用，因此电解质的排查非常重要。其他检查结果可以排除急性心肌损伤、心力衰竭、甲状腺功能亢进等因素所致室性心律失常。

治疗上需要紧急纠正心律失常和降压处理。

【初步治疗方案及理由】

（1）初步方案。

1）尽快纠正室性心律失常。①胺碘酮150mg+5%葡萄糖液

20ml/ivst!（10 分钟注射完），然后改为胺碘酮 150mg+5% 葡萄糖液 50ml/iv 泵入，20ml/h，根据心室率和血压变化调整泵速，< 1.2 ～ 2.0g/d，转复后逐渐停用，单次用药时间< 3 ～ 4 天。以上均在心电血压监护下进行。第 3 天：胺碘酮片 0.2g，3 次 / 日。②美托洛尔缓释片 95mg，1 次 / 日。

2）保护心肌、降压。培哚普利片 4mg，1 次 / 日。

（2）理由。

1）患者入院时就存在频发室性早搏和短阵性室性心动过速，入院后在 12 小时内发生 5 次发作性心慌和阵发性室性心动过速，最长持续时间达半小时。心动过速发生时，患者出现轻度眩晕、出汗表现，血压一度下降至 100/60mmHg，因此需要紧急抗心律失常处理。由于患者当时耐受力较强，未出现显著血流动力学紊乱；每次发病时适当调整"胺碘酮"泵速可以转复成窦性心律，因此在用药物治疗有效的情况下不需要进行电复律。在心律转复后，为防止再发恶性心律失常，改为口服"胺碘酮"和"美托洛尔缓释片"维持控制心室率。

2）患者患有高血压病，应用 ACEI 类药物不仅可以降压，而且能够保护心肌、防止心肌重构。由于"胺碘酮"和"美托洛尔缓释片"也有一定的降压作用，因此单纯加用 ACEI 类药物即可能达到降压理想目标。

（3）初步治疗效果及思维提示。

1）治疗效果。入院后经胺碘酮针剂治疗 16 小时后，次日即转为持续窦性心律，可闻及早搏 3 ～ 5 次 / 分，改为胺碘酮片和美托洛尔缓释片口服继续治疗 4 天，患者病情一直比较稳定，无眩晕、胸闷、心慌和晕厥发生；Bp 130/72mmHg，双肺呼吸音清，HR 64bpm，偶及早搏。

2）思维提示。虽然利多卡因是治疗室性心动过速的重要用药，但是对于血流动力学相对稳定的单形性室速、无 QT 间期延长的多形性室速、利多卡因不能控制的室速和原因不明的宽 QRS 心动过速，使用静脉胺碘酮均可以达到良好的转复和控制心室率疗效；尤其是合并有心力衰竭时，由于其促心律失常作用小、不影响室内传导、也无明显负性肌力作用，更是抗室性心律失常的首选用药。β 受体阻滞剂可以协同胺碘酮以进一步控制室性早搏和室速。而患者室性心律失常纠正后，其血流动力学状况更趋稳定，但是仍需密切观察其心跳节律和生命体征变化。为明确心律失常原因，有必要进行心脏 MRI 检查以进一步明确是否存在"ARVC"或"右室心肌致密化不全"，抑或是特发性？另外，虽然患者冠心病危险因素不多，但是为排除冠心病心肌缺血因素，可以考虑进行冠脉造影或冠脉 CTA 检查。

（4）进一步检查结果。冠脉造影检查结果显示正常，可以排除冠心病心肌缺血致心律失常原因。心脏 MRI 提示右心室稍大，舒张末期短径约为 4.5cm；右室游离壁至心尖部心肌变薄，心肌向外膨出，T_2WI 信号不均匀增高，运动减弱不协调，与心包脂肪垫分界不清；室间隔心尖部变薄，脂肪浸润；左室中段侧壁略薄，考虑心肌病（致心律失常右室心肌病）可能。

（5）调整治疗方案及理由。①新方案。第 6 天始，加用拜阿司匹林 0.1g，1 次 / 日，预防性抗栓。②理由。患者近期反复发生室性心动过速，其原因与右心室肌先天发育不良有关，虽然药物治疗目前能控制，但是仍有发生室颤、猝死的风险，因此入院时考虑可能需要进行 ICD 植入术，未予抗栓治疗。随着药物治疗后病情持续稳定，患者及其家属再三表示暂不接受 ICD 植入术，要求药物保守治疗。而结合其同时患有高血压病情况，此时需要预防性抗血栓治疗。

（6）治疗随访。患者于入院后第 7 天出院。出院后注意休息，坚持服药，定期复诊，病情一直比较平稳。出院后 2 周胺碘酮片减量至 0.2g，2 次 / 日，1 个月后又减量至 0.2g，1 次 / 日维持。偶有心悸不适，无明显眩晕、心慌、黑蒙和晕厥。血压一直控制于 110 ～ 136/64 ～ 80mmHg，心室率 56 ～ 72bpm。出院后 1 个月、2 个月复查甲状腺功能和肝功能均正常。2012 年 6 月 10 日检查 Holer 结果显示窦性心律，24 小时平均心率 64 次 / 分（波动范围 52 ～ 88 次 / 分）；频发室性早搏（多源性），24 小时室性早搏共 426 次；偶发房性早搏，24 小时共 3 次。随访期间，患者儿子也在医师建议下作心电图、心脏彩超和心脏 MRI 检查，暂时均无明显异常表现。

（7）最终诊断。致心律失常性右室心肌病；频发室性早搏并阵发性室性心动过速；心功能 I 级；高血压病 3 级极高危。

【对本病例的思考】

（1）尽快识别室性心动过速的重要性。室性心动过速是一种严重的快速心律失常，如不尽快纠正会进展为心室颤动，导致患者心源性猝死。由于它属于宽 QRS 波型心动过速，因此早期识别对挽救患者生命至关重要。根据 Brugada 四步鉴别诊断法，患者入院时心电图具有以下特征：心动过速呈左束支传导阻滞（LBBB）形态，有房室分离、V5 和 V6 导联 R-S 间期＞100 毫秒，可以确定为阵发性室性心动过速；由于其 II、III、aVF 导联主波均向下，I、aVL 导联呈 Rs 型，V5、V6 导联主波向上，因此室速可能起源于右室三尖瓣环下端。入院后发病时心电图 V5、V6 导联主波向上，提示当时室速又可能起源于右室心尖部。以上两种不同来源区域与其后检查的心脏 MRI 病变部位相符。

（2）心脏 MRI 是诊断 ARVC 的重要检查方法。根据欧洲心脏病协会制定的标准，诊断 ARVC 必须包括以下 2 个主要指标，或 1 个主要指标和 2 次要指标，或不同组别的 4 个次要指标。

1）右心室肌弥漫性或局部功能下降及结构改变。主要指标：①严重的右室扩大及 LVEF 下降（无或仅轻度左室受累），②右室壁局部瘤样膨出，③严重右室局部扩张；次要指标：①轻度的右室扩张及 EF 下降无左室受累；②轻度右室局部扩张；③局限右室活动减低。

2）室壁组织特征。心内膜活检见心肌被纤维脂肪组织替代。

3）心电复极异常。次要指标：大于 12 岁成人常规心电图见

V1 ～ V3 导联 T 波倒置，RBBB 型图形。

4）除极传导异常。主要指标：V1 ～ V3 导联 QRS 波增宽 > 110 毫秒，可见 Epsilon 波。次要指标：心室晚电位。

5）心律失常。次要指标：① LBBB 型室性心动过速（持续性或阵发性）；②频发室性早搏 Holter 显示 > 1000 次 /24 小时)。

6）家族史。主要指标：家族中有人经心肌活检或外科被证实 ARVC。次要指标：①家族中有怀疑因 ARVC 而猝死的年轻患者；②家族有符合本标准的 ARVC 者。

本例患者完全符合以上 ARVC 诊断标准。心脏 MRI 对心肌组织和脂肪组织鉴别能力明显高于心脏彩超，因此前者在诊断 ARVC 方面具有优势地位。心内膜活检、右心室造影也有助于对疾病的诊断，但是均为有创性检查，并且有一定的局限性，临床未广泛推广。另外，放射性核素检查也可观察到右心室增大、局部运动功能减低。与文献报道有超过 70% 患者会累及左心室一致的是，本例患者左室中段侧壁也有病变。

（3）胺碘酮和 β 受体阻滞剂是治疗高危。ARVC 的基础用药根据 2008 年 ACC/AHA/HRS 指南，植入 ICD 是治疗高危 ARVC 的 IIa 类推荐方法。对于单源性室性心律失常，还应考虑射频消融术。本例患者由于拒绝进行 ICD 植入术，同时又存在多源性室性早搏和室速，不适宜接受射频消融术，因此抗心律失常药物的应用对控制病情至关重要。胺碘酮属于 III 类抗心律失常药物，但是它又表现有多通道阻滞功能，可以有效终止室性快速型心律失常。如果长期大剂量服用这种药物可引起肝毒性、甲状腺功能异常、肺纤维化等一系列副作用，再加之其半衰期长（可长达 60 天），在机体内有一定的蓄积作用，因此建议负荷量后，小剂量维持，同时可加用 β 受体阻滞剂协同控制恶性室性心律失常的发生。由于 ARVC 病因目前尚未阐明，目前无特效治疗药物，患者病情可能会渐进性发展，当进入终末期心力衰竭时，可以考虑接受心脏移植手术。

（4）早期筛查 ARVC 有助于防治猝死。AVRC 多表现为家族性发病，呈常染色体显性遗传倾向，一些年轻患者常因心律失常而猝死。对于已确诊有 AVRC 的患者，应建议其父母或子女进行临床家系筛查，预防猝死的发生。本例患者父母已经亡故，儿子虽然检查暂时未发现心脏问题，但是还是需要定期复查相关检查项目。

（袁璟）

101. 病例 8：反复胸闷气短 3 周伴左下肢静脉血栓形成

患者，女性，29 岁，于 2011 年 2 月 8 日入院。

【主诉】反复胸闷、气短伴咳嗽、下肢水肿 3 周。

【病史询问】

（1）初步诊断思路及问诊目的。患者为年轻女性，最近 3 周出现呼吸困难、咳嗽和肢体水肿等类似心力衰竭表现，问诊目的主要围绕是否曾患器质性心脏病和 / 或其他疾病、此次发病诱因、病情变化、有无其他伴随症状、是否经过检查和治疗等问题展开，寻找引起患者呼吸困难的心脏病原因和可能的并发症证据。

（2）问诊主要内容及目的。

1）既往是否有器质性心脏病或发生类似症状？是否曾患有其他系统疾病？为明确是否存在心脏病或心脏病相关疾病基础，如先天性心脏病、慢性心肌炎、甲状腺功能亢进等，有利于尽快判断呼吸困难原因。

2）是否服用过特殊药物或接触有害化学品？对青年女性来说，使用一些避孕药、减肥药、有毒化妆品等可能损失心肌或发生肺栓塞。

3）妊娠具体情况如何？询问年轻育龄女性患者妊娠情况，有助于了解其发病是否与妊娠相关。妊娠生产时大出血可以导致 Addison 病或贫血，引起心肌损害和心力衰竭；如果近期生产后活动量少，容易发生下肢静脉血栓形成、肺栓塞，出现呼吸困难、咳嗽和肢体水肿。

4）发病有无诱因？感染、劳累、妊娠等都可能诱发心力衰竭和咳嗽。

5）近 3 周来病情变化如何？如呼吸困难有无进行性加重，夜间能否平卧、咳嗽有无规律等，可以帮助对病情作出正确的判断。

6）发病有无其他伴随症状，如头昏、紫绀、咯血、颜面水肿等？为进一步分析呼吸困难原因、严重程度、及有无其他严重并发症等提供更多线索。

7）入院前是否进行相关检查和治疗？可以提供可能的明确诊断的医学证据，帮助尽早选择合适的治疗方案，尽快控制患者病情。

（3）问诊结果及思维提示。

1）问诊结果。患者为农民，平时未做体力劳动。既往身体健康，无疾病家族史和药物过敏史；也无不良嗜好、无服用避孕药和减肥药史，平时很少化妆、不接触有毒化学品。1个月前在当地顺产一女婴，生产过程顺利，生产前后活动量很少。3周前无明显诱因活动时出现轻度胸闷、气短，继而时有微咳、无痰，脚踝有轻度水肿，偶伴轻度心慌，未就诊。其后症状有逐渐加重趋势，稍活动即有胸闷、心慌和气短，有时夜间不能持续平卧；夜间咳嗽较明显，咯少许白色泡沫痰；双下肢小腿也出现明显水肿；食欲下降，尿量偏少。无头昏、胸痛、咯血。入院前1周曾至当地医院检查，作心脏彩超提示"左心扩大"（具体不详），予以利尿剂处理后，症状当时稍有改善，但近3天又有加重。

2）思维提示。通过问诊可明确，患者此次发病与心脏疾病有关，但是其心脏病是原发还是继发，需要作进一步检查明确；另外，患者发病前有妊娠生产史，活动量少，不排除肺栓塞因素。在体格检查时应重点注意有无缺氧征象、心脏扩大、心脏杂音；并且注意肺部听诊是否存在啰音、甲状腺有无肿大等，以了解心力衰竭严重程度和有无严重并发症。通过实验室检查和影像学检查来明确诊断和调整治疗方案。

【体格检查】

（1）重点检查内容和目的。考虑器质性心脏病导致心力衰竭可能性大，同时不排除肺栓塞的可能，因此在对患者进行系统地、全面地检查同时，应重点注意生命体征、心脏和肺脏具体状况，包括心界大小、心跳节律、心脏杂音和肺部啰音等；另外还要注意下肢水肿程度，为确定是否合并有右心衰竭和心衰严重程度、是否有感染和呼吸衰竭、是否有下肢静脉血栓形成等提供诊断依据。

（2）体格检查结果及思维提示。

1）体检结果。T 36.6 ℃，R 21 次 / 分，P 92 次 / 分，BP 138/90mmHg。神志清楚，精神欠佳，呼吸尚平稳，走入病房。颈静脉轻度充盈，双侧甲状腺不大；双上肺呼吸音粗，双下肺呼吸音低，左肺底吸气末可及少许细湿啰音。心界向左下扩大，心尖搏动位于胸骨左缘第 6 肋间左锁骨中线外 2cm，HR 92 次 / 分，律齐，心尖部可闻及 2/6 级 SM。腹部无异常，双下肢轻度压陷性水肿，以左侧稍明显。神经系统检查正常。

2）思维提示。体格检查结果与问诊后初步考虑器质性心脏病导致心力衰竭的思路相吻合。肢体水肿一方面可能与合并存在右心衰竭有关；另一方面由于患者近期妊娠，本身机体血液处于高凝状态，再加之活动量少，双下肢水肿不对称，因此不排除有下肢静脉血栓形成。此外，患者否认既往有高血压史，入院时血压偏高，但是有无高血压病还需要观察血压的动态变化。入院后需要进行实验室和影像学检查以明确心脏病性质，了解有无其他严重合并症，为治疗方案的调整提供依据。

【实验室和影像学检查】

（1）初步检查内容及目的。①血常规、肾功能、电解质：了解有无感染、贫血和电解质紊乱。②心肌酶+TNI：明确有无急性心肌损伤。③ NTpro-BNP：判断心力衰竭严重程度。④ D-二聚体和凝血功能：了解有无栓塞征象和基础凝血功能。⑤血气分析：明确有无呼吸功能衰竭。⑥肝功能、血糖、血脂：了解明确有无相关合并症。⑦甲状腺功能：明确有无甲状腺功能异常。⑧胸片：了解心脏大小、有无肺淤血、感染等表现。⑨心电图（ECG）：观察有无心律失常、传导异常和心肌缺血等变化。⑩心脏彩色超声多普勒（UCG）：明确心脏形态、大小和功能。⑪双下肢静脉B超：明确有无静脉血栓形成。

（2）检查结果及思维提示。

1）结果。①血常规、肾功能、电解质：血 K^+ 3.4mmol/L，余均在正常范围。②心肌酶+TNI：正常范围。③ NTpro-BNP：5128pg/ml，高于正常值。④ D-二聚体和凝血功能：D-D 2.99mg/L，高于正常值；凝血功能正常。⑤血气分析：PO_2 65mmHg，低于正常值。⑥肝功能、血糖、血脂：TC 5.82mmol/L，LDL-C 4.16mmol/L，均高于正常值；余指标均在正常范围。⑦甲状腺功能：正常范围。⑧胸片：心脏扩大、肺动脉段稍突出，肺纹理增多、增粗，肺淤血。⑨ ECG：窦性心律，T 波改变。⑩ UCG：入院时超声心动图所见全心扩大（LA 4.4cm，LV 5.6cm，RA 4.6cm，RV 4.5cm），肺动脉增宽（PA 3.2cm），左室收缩功能下降（24%），左室壁运动弥漫性减弱，二尖瓣中度关闭不全，三尖瓣轻至中度关闭不全。⑪双下肢静脉 B 超：左下肢深静脉小血栓形成。

2）思维提示。重要的检查结果有 3 项：①心脏彩色超声多普勒显示有类似 DCM 表现和肺动脉增宽征象，结合其近期妊娠史，考虑诊断"围产期心肌病全心衰"可能性大，不排除合并有肺栓塞存在。另外，由于病毒免疫性 DCM 发病较隐匿，患者虽然否认既往有明确的 VMC 病史，需要进行进一步检查以排除"DCM（病毒免疫性）"之诊断。② NTpro-BNP 显示有显著升高，提示有明显心力衰竭的存在。③血气分析结果显示有低氧血症，为"肺栓塞"的诊断提供了支持依据，但是尚未完全明确。④ D- 二聚体有成倍增高，提示有栓塞形成。⑤下肢静脉 B 超明确显示有静脉血栓形成，为"肺栓塞"的诊断提供了栓塞基础。⑥胸片证实有心脏扩大、肺淤血，但是肺栓塞显示不清。其他检查结果虽然提示有轻度低钾血症、高脂血症，但是结合患者病史特点，考虑其血钾低为利尿剂使用所致、血脂高与其妊娠前后高脂饮食有关；另外，排除了药物、甲亢、感染等因素引起心力衰竭。

治疗上主要是从吸氧、抗心衰、保护心肌和抗凝、改善血循环等方面调整用药措施。

【初步治疗方案及理由】

（1）方案（在确定患者不进行哺乳情况下进行）。

1）吸氧。

2）抗心衰、保护心肌。①第 1～2 天速尿针剂：20mg/iv，1 次 / 日（在补钾，保证血钾正常基础上进行）；第 3 天始速尿片剂：20mg，1 次 / 日。②第 1 天西地兰针剂：20mg/ivst！（保证血钾正常基础上进行）；第 2 天始地高辛片剂：0.125mg，1 次 / 日。③培哚普利片 2mg，1 次 / 日。④螺内酯片 20mg，1 次 / 日。⑤依姆多片 30mg，1 次 / 日。

3）抗凝、改善血循环。①依诺肝素钠针剂 4000AxaUI，1 次 / 12 小时。②血栓通针剂 0.9g+5% 葡萄糖注射液 250ml/ivdrip，1 次 / 日。

4）改善心肌细胞能量代谢：曲美他嗪 20mg，3 次 / 日。

5）降脂：血脂康胶囊 2#，1 次 /12 小时。

（2）理由。①低氧血症可以加重心力衰竭、影响机体内重要脏器功能。②应用利尿剂可以尽快减轻心脏负荷；洋地黄类药物可以增加心肌收缩力、改善心衰症状；硝酸酯类药物可以降低心脏前负荷、改善心肌缺血。患者入院后肾功能检查正常，尽早使用 ACEI 类药物和醛固酮拮抗剂对抑制 RAS 系统异常激活、抗心肌纤维化，改善心肌重构。由于患者心肌功能较差、以上药物多数都有一定的降压作用，因此 ACEI 用量从半剂量开始。③已经有明确的静脉血栓存在证据，需要抗凝、改善血运循环治疗。④心力衰竭时发生心肌细胞能量代谢障碍、细胞凋亡，而曲美他嗪可以提高心肌能量储备、降低自由基毒性、抑制细胞凋亡，促使心肌细胞功能的恢复。⑤患者目前心功能较差，食欲下降，不需要应用作用强的他汀类药物降脂。

【初步治疗效果及思维提示】

（1）治疗效果。经以上治疗 3 天，患者胸闷、气短和咳嗽较前明显改善，夜间基本可以平卧入睡，右下肢水肿消失、左下肢明显减轻；但是活动时仍时有轻度胸闷、气短。BP 124/80mmHg，颈静脉无明显充盈，双下肺呼吸音低，左下肺呼吸音略粗；HR 84bpm，律齐，杂音性质不变；腹软，肝、脾肋下未及。左下肢轻度压陷性水肿。

（2）思维提示。患者入院时有明显咳嗽症状，结合其入院时检查血常规正常的事实，考虑其咳嗽是心衰、肺淤血所致；在未用抗生素情况下，心衰改善后咳嗽自然减轻。由于入院时检查有多项指标和因素提示肺栓塞的存在，因此有必要尽快作肺动脉 CTA 检查以进一步明确肺栓塞问题。但是无论有无肺栓塞，目前已经有下肢静脉血栓形成，需要长期抗凝治疗。另外，病毒学和抗心肌抗体检查有助于排查心脏扩大是否有免疫学因素。在心衰症状改善、水钠储留明显减轻时，可考虑给予 β 受体阻滞剂控制心室率、减少心肌耗氧。

【进一步检查结果】

病毒学、抗心肌抗体和输血前检查（包括乙肝、丙肝、梅毒等）均正常。

肺动脉 CTA 提示：双上叶、下叶及右中叶肺动脉分支多发栓塞，其中部分右上叶肺动脉分支远端呈杵头状改变；右肺内多发片状高密度影，左肺内见片状淡薄高密度影，相应区域肺动脉分支稀疏，考虑为肺栓塞（图 6A）。

【调整治疗方案及疗效】

（1）新方案。①第 4 天始，培多普利加量至 4mg，1 次 / 日。②第 5 天始，加用华法林 3mg，每晚 1 次；第 8 天始，停用依诺肝素。③第 5 天始，加用地尔硫卓 30mg，2 次 / 日。④第 8 天始，速尿减量至 20mg，隔日 1 次。

（2）疗效。治疗 10 天后，患者相对稳定，无明显心慌、咳嗽，活动时间稍长仍时有胸闷、气短，但较前已明显减轻。BP 110/70mmHg，双下肺呼吸音清，HR 64bpm，律齐，心尖部可闻及 2/6 级 SM；双下肢不肿。复查 D- 二聚体 1.56mg/L，仍高于正常；血气分析示轻度低氧血症；INR 2.65；NT-proBNP 为 162.5pg/ml，血脂恢复正常。遂带药出院，建议 1 周后门诊复查 PT+INR，在医师指导下调整华法林量，直至稳定于 2.5 左右。如尿量正常 1 周后可以停服速尿片。定期门诊复诊（2 周～ 1 个月，以后病情稳定则逐渐延长），3 个月后复查肺动脉 CTA。

（3）治疗随访。出院后患者清淡饮食、生活规律、注意休息，坚持服药、定期复诊。1 个月后，活动量大时仍时有轻度胸闷不适，BP 112/68mmHg，HR 72bpm。复查左下肢静脉血栓消失，血常规检查正常。血 INR 稳定于 2.2 ～ 3.0 之间，华法林调至 3mg/3mg/4.5mg 交替服，每晚 1 次，未出现出血倾向；合心爽加量至 30mg，3 次 / 日；地高辛减量至 0.125mg，1 次 / 日，服用 5 天，停 2 天。暂停用依姆多。治疗 4 个月后情绪激动或活动量大时偶有心悸不适，BP 112/68mmHg，HR 60bpm。复查心脏彩超：LA 3.4cm，LV 5.5cm，RA 3.9cm，RV 3.8cm，LVEF 48%。较前均明显缩小；EF% 48%，较前明显升高；肺动脉内径恢复正常（PA 2.5cm），左室壁运动未见明显异常。肺动脉 CTA 示未见明显栓塞表现（图 6B）。D- 二聚体、血脂和血脂检查均正常，INR 2.3。用药调整为：培哚普利片 4mg，1 次 / 日；美托洛尔缓释片 23.75mg，1 次 / 日；螺内酯片 20mg，1 次 / 日；曲美他嗪 20mg，3 次 / 日；华法林片 3mg，每晚 1 次。7 个月后患者病情平稳，未诉特殊不适。BP 120/70mmHg，HR 60bpm。复查心脏彩超：LA 3.0cm，LV 5.2cm，RA 3.8cm，RV 3.9cml，VEF 56%。，完全恢复正常。D- 二聚体和血脂检查均正常，INR 2.5。用药调整为：培哚普利片 4mg，1 次 / 日；美托洛尔缓释片 23.75mg，1 次 / 日；华法林片 3mg，每晚 1 次。

最终诊断：围产期心肌病全心扩大全心衰心功能 III 级；肺

栓塞；左下肢深静脉血栓形成；高脂血症。

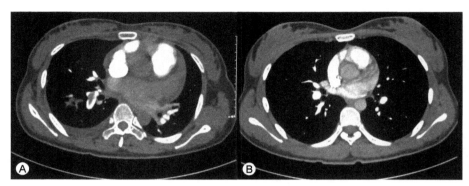

A：入院后（2011 年 2 月 14 日）　　　　B：治疗 4 个月后（2011 年 6 月 28 日）

图 6　肺动脉 CTA

【对本病例的思考】

（1）正确认识围产期心肌病的诊断。围产期心肌病（PPCM）是指既往无心脏病的女性，在妊娠末期（产前 1～3 个月，多见于产前 1 个月）或产后 5 个月内发生类似 DCM 症状和体征的心肌疾病。虽然有时间限制，但是在此期间发生的心力衰竭、心脏扩大并不一定就可以确诊为 PPCM。在临床上，由于既往病史不清晰，在上述时间段发现的一些相似病变有时可能误诊为 PPCM，如甲亢性心肌病、VMC 演变而来的 DCM 等。因此，在诊断 PPCM 之前，需要详细询问病史和进行相应检查，以排除其他心肌病的存在。

（2）抗凝在围产期心肌病治疗中的重要性。由于高凝因素的存在，围产期女性容易发生血栓栓塞；在心脏扩大时，由于血流紊乱，甚至发生心室腔附壁血栓，因此即使未发现有血栓形成，也有必要进行抗凝预防性治疗。根据病史特点，本例患者被发现有肺栓塞前，其病程已经大于 1 个月；结合其肺动脉 CTA 和下肢静脉检查结果，考虑其肺栓塞有可能为静脉小栓子脱落和 / 或慢性肺栓塞所致，无明显肺梗死征象，此时溶栓治疗不太适宜，加强抗凝、改善血循环非常有必要。低分子肝素抗凝安全性较高，但是长期应用可能引起血小板减少，所以 5 ～ 7 天后改为"华法林"口服抗凝，调整 INR 值至有效范围。由于在华法林应用的最初两天，检查的凝血酶原活性主要反映的是短寿命凝血因子Ⅶ的消失程度，抗凝作用不稳定，约 3 天后凝血因子Ⅱ、Ⅸ、Ⅹ才消耗殆尽，药物才充分显示抗凝效应，因此在前 3 天"华法林"应与低分子肝素重叠使用以保证有持续有效的抗凝作用。

（3）重视围产期心肌病对女性的危害。PPCM 病因目前尚未明确，有研究者认为营养不良、贫血、冠脉痉挛和遗传等因素可能在其发病中起重要作用，但是均无有力证据。早期发现和坚持正规抗心衰、保护心肌治疗对疾病的转归至关重要。有文献报道，约 30% ～ 50% 患者在早期进行上述治疗 18 个月后，可以完全康复。但是也有相当一部分患者由于发现晚，或未能得到有效正规治疗而死亡。由此可见，对于妊娠女性发生胸闷、心慌等不适时，要尽早排查 PPCM 的存在，降低其对女性的危害。

（袁璟）

102. 病例 9：反复劳力性呼吸困难 3 天

患者，男性，50 岁，于 2011 年 5 月 9 日入院。

【主诉】反复活动后胸闷、气短伴咳嗽 3 天。

【病史询问】

（1）初步诊断思路及问诊目的。患者为中老年男性，新近出现呼吸困难及呼吸道症状，按常见病优先考虑的原则应将呼吸道感染性疾病放在首位，但是结合其第 1 次入院前门诊心脏彩色超声多普勒检查结果提示：全心扩大（LA 4.1cm，LV 5.9cm，RA 4.9cm，RV 4.6cm）、心肌收缩力明显下降（EF 26%）、左心室室壁运动弥漫性减弱，要考虑其呼吸困难为心功能不全表现，但是不排除合并有呼吸道疾病可能。因此，问诊目的主要围绕呼吸困难特点、伴随症状、是否有呼吸道感染诱因等问题展开，并兼顾重要鉴别疾病的病史临床特点，以寻找和明确符合心脏扩大、心力衰竭表现的心脏病证据。

（2）问诊主要内容及目的。

1）发病前是否有受凉和劳累史？受凉所导致的呼吸道感染是心力衰竭的首要诱发因素；劳累也可以明显加重心脏负荷诱发心力衰竭。

2）呼吸困难与活动强度关系如何？是否与体位也有关系？是否合并出现肢体水肿？劳力性呼吸困难是心力衰竭的重要表现。判断呼吸困难与活动强度和体位的关系将有助于了解心力衰竭的严重程度；根据肢体水肿情况可确定右心衰竭是否存在及其严重程度。

3）咳嗽是否伴有咯痰或黄痰？若伴随咳嗽逐渐出现黄痰是感染的重要依据。

4）是否伴随有其他症状？如紫绀、胸痛、心慌、纳差、尿少等，这些将为进一步了解心力衰竭并发症和呼吸功能状况提供依据。

5）起病后是否应用药物治疗？疗效如何？通过了解院外诊治情况为合理选择诊治方向提供线索。

6）既往有何种疾病，是否有心脏病家族史？慢性心脏和/或呼吸道疾病大多数起病比较隐匿，有些甚至有遗传倾向，如ICM、致密化不全性心肌病、肥厚性心肌病等，因此询问以上病史将为患者早期诊断和治疗提供基础，同时也有助于鉴别肺源性呼吸困难。

7）何种职业？是否有不良嗜好？工作紧张、压力大、生活无规律都可能是心脏病患者发生心力衰竭的诱发因素；大量吸烟、饮酒等不良嗜好均是心血管病危险因素。

（3）问诊结果及思维提示。

1）问诊结果。患者为体力劳动者。既往身体健康，无心脏病和呼吸系统疾病病史与家族史；无吸烟史，但是有长期饮酒史，近10年饮白酒平均0.5～1斤/天。无药物过敏史。本次发病前有受凉诱因，出现咳嗽，咯黄白色浓痰、量中，在当地医院曾静脉滴注2天"青霉素"治疗，疗效不明显。3天前开始爬3层楼时出现胸闷、气短，后来逐渐有加重趋势，爬1层楼便出现上述症状。夜间长时间平卧有时也有胸闷不适，需要右侧卧位或坐起时才缓解。有时伴心慌、乏力，并且有食欲下降、尿量偏少（具体不详）、双下肢有轻度水肿，遂来我院就诊。门诊检查心脏扩大、心力衰竭，即以此收住院诊治。

2）思维提示。通过问诊可明确，患者既往无特殊病史，但是有大量饮酒史。本次发病为呼吸道感染诱发心力衰竭，并且是全心衰竭。由于患者心脏目前已经有明显扩大、射血分数下降和心室壁活动弥漫性减弱等类似DCM表现，因此推测其患有心脏疾病应有一段时程，可能因为以前无明显症状和／或尚能耐受而未就诊发现，病因可能与酒精相关，诊断"酒精性心肌病"可能性大。在进一步诊治过程中，体格检查时应重点注意心、肺状况，并通过实验室检查和影像学检查寻找感染和心力衰竭证据，及其他可能与心脏扩大有关的病因证据。

【体格检查】

（1）重点检查内容和目的。考虑患者由于呼吸道感染导致心力衰竭可能性最大，因此在对患者进行系统地、全面地检查同时，应重点注意观察有无心脏杂音、心律失常、肺部啰音、肝脏肿大等征象，为明确心脏疾病的诊断、评估心力衰竭和感染严重程度提供依据。

（2）体格检查结果及思维提示．

1）体检结果。T 36.2 ℃，R 20 次/分，P 82 次/分，BP 120/78mmHg。神志清楚，呼吸平稳，自动体位。颈静脉充盈；双下肺呼吸音略粗，吸气末可闻及少许细湿啰音。心界向左下扩大，心尖搏动位于胸骨左缘第 6 肋间左锁骨中线外 1.5cm，HR 82bpm，律齐，心尖部可闻及 2/6 级 SM。腹软，无压痛及反跳痛，肝脏右肋下未扪及，肝区叩击痛（+），双下肢轻度压陷性水肿。神经系统检查未见异常。

2）思维提示。体格检查结果与问诊后考虑肺部感染诱发全心衰竭思路相吻合。心尖部杂音提示为左心扩大、二尖瓣关闭不全所致；肺部湿啰音可能为感染和/或心力衰竭征象。颈静脉充盈、肢体水肿等体征显示患者不仅存在左心衰竭，还同时合并有右心衰竭。进一步实验室和影像学检查的主要目的是明确心衰严重程度、有无并发症、感染病原学和心脏扩大原因，为合理选择和调整治疗方案提供依据。

【实验室和影像学检查】

（1）初步检查内容及目的。①肝功能＋肾功能＋血电解质＋心肌酶＋TNI：了解心力衰竭对肝肾功能的影响，并且明确患者呼吸困难是否与心肌缺血、损伤有关。② NT-proBNP：有助判断心力衰竭严重程度。③痰培养＋药敏：明确感染病原，选择敏感抗生素。④病毒全套＋抗心肌抗体：有助于判断心脏扩大是否与病毒感染及其继发的异常免疫反应有关。⑤ ECG：观察有无心律失常、心肌缺血和房室传导阻滞等表现。⑥胸部影像学：了解心脏大小、肺淤血和感染情况。

（2）检查结果及思维提示。

1）检查结果。①血常规：WBC 12.3G/L，N 82%，L 16%，RBC 4.15×10^{12}/L，HGB 136g/L，PLT 324×10^9/L。②肝功能＋肾功能＋血电解质＋心肌酶＋TNI：ALT 76U/L，AST 42U/L，均偏高；BUA 585.8μmol/L，高于正常值；余指标均在正常范围。③ NT-proBNP：2439pg/ml。④痰菌培养：待3天后出结果。⑤病毒全套＋抗心肌抗体：肠道病毒RNA（+），CoxB3-IgM、CoxB5-IgM、CMV-IgM均为阴性；抗β1受体抗体（+），抗ANT、M2和MHC抗体均为阴性。⑥ ECG：窦性心律，Rv1-v3递增不良，ST-T改变。⑦胸片：双肺纹理增多、增粗，肺淤血，心影增大。

2）思维提示。重要的检查结果有4项：①血常规中白细胞总数和中性粒细胞比例增高；② NT-proBNP水平较明显升高；③肠病毒基因和抗β1受体抗体检测均为阳性；④胸片证实有心脏扩大、心力衰竭和感染存在。结合其病史和发病特点，考虑诊断"特发性DCM、致密化不全性心肌病、瓣膜性心肌病、肺源性心脏病"暂时均可以排除，患者患有"酒精性心肌病"可能性大，既往病毒感染及其继发的异常免疫机制在其发病中可能也有一定作用。虽然患者目前冠心病危险因素不多，但是为确定有无冠心病ICM的存在，待症状缓解后有必要行冠脉CTA或冠脉造影检查。治疗上主要是抗心衰、保护心肌和抗感染，去除心衰诱因。

【初步治疗方案及理由】

（1）方案。

1）绝对戒酒、注意休息、适当限制入量。

2）抗心衰、保护心肌。①速尿针剂 20mg/ivst! 然后改为速尿片 20mg，1次/日（观察体重和 24 小时出入量变化，根据尿量补钾、钠）。②依姆多片 30mg，每晚 1 次。③西地兰针剂 0.2mg，ivst!（稀释后缓慢静脉推注），然后改为地高辛片 0.125mg，1次/日。④培哚普利片 4mg，1次/日。⑤螺内酯片 20mg，1次/日。

3）抗栓。拜阿司匹林片 0.1g，1次/日。

4）抗病毒。黄芪合剂 10ml，3次/日。

5）抗细菌感染。头孢孟多酯钠：0.4g，ivdrip，1次（稀释后静脉滴注）。

6）补充维生素。维生素 B1 2 片/次，3次/日。

（2）理由。①戒酒是酒精性心肌病患者重要治疗方法之一，适当休息和控制入量可以减少心脏负荷。②在慢性心衰急性加重阶段应用静脉利尿剂和洋地黄类制剂，可以快速减轻心脏负荷、改善心衰症状；由于患者目前心功能未达 NYHAIV 级，因此在心衰缓解后即可改用口服制剂来调整用药。ACEI 可以拮抗心衰时的异常激活 RAS 系统，而螺内酯可以抗心肌纤维化，二者在保护心肌、改善心肌重构方面有重要作用。在心衰和肺部感染改善、啰音消失后再及时使用 β 受体阻滞剂。③心脏扩大、瓣膜关闭不全时，容易出现血流异常形成血栓，所以需要常规抗栓治疗。④鉴于肠病毒检测为阳性，抗病毒治疗对防治病毒对心肌的损伤有一定益处。另外，黄芪还有增强心肌收缩力、调节机体内异常免疫反应等功效，有利于心肌病的恢复。⑤虽然患者感染病原体检查尚未出报告，但是由于呼吸道细菌感染最常见为肺炎链球菌等，而患者在院外静脉滴注"青霉素"无效，因此经验性应用头孢类第二代抗生素进行抗感染治疗。⑥长期大量饮酒会导致体内维生素 B1 缺乏，加重心肌损伤。

【初步治疗效果及思维提示】

（1）治疗效果。经抗心衰和抗感染治疗 3 天后，患者症状明显好转：Bp 112/70mmHg，HR 84bpm；精神、食欲有所改善；咳嗽减轻，咯少许白色黏痰，容易咳出；双下肺在吸气末偶及少许细湿啰音；下肢水肿消失夜间能平卧；但是活动时间稍长，仍时有胸闷、气短和心慌不适。

（2）思维提示。患者入院前未正规诊治，只是单纯应用青霉素抗感染，感染未控制、心衰未纠正，因此症状无改善，并且进行性加重，有肺部啰音、肺部淤血和水肿等征象，因此当时不适宜应用 β1 受体阻滞剂。目前经适当加强抗感染和减轻心脏负荷等治疗后，病情已经有所缓解，有必要加予 β 受体阻滞剂以拮抗心衰时的交感神经系统和 RAS 系统的兴奋，控制心室率，减少心肌耗氧。另外，抗心肌抗体显示抗 β1 受体抗体为阳性，也是应用β受体阻滞剂以减少心肌免疫损伤的一个重要依据。与此同时，可以考虑行冠脉 CTA 或冠脉造影检查以明确有无 ICM 的存在。

（3）进一步检查结果。2 次痰培养中均检测出草绿色链球菌，药敏检测中头孢类药物是敏感类抗生素，与我们诊治思维一致。冠脉 CTA 检查结果显示正常，可以排除"冠心病 ICM"的存在，诊断"酒精性心肌病"明确。

（4）调整治疗方案及疗效。

1）新方案。第 4 天始，加予美托洛尔片 12.5mg，2 次 / 日，第 6 天始，停用抗生素，第 6 天始，速尿片 20mg，隔日 1 次。

2）疗效。治疗 1 周后，患者咳嗽、咳痰、胸闷、气短和心慌症状基本消失，能完全平卧休息；BP 106/62mmHg，双下肺呼吸音清晰，HR 68bpm，律齐，心尖部收缩期杂音变化不明显，双下肢不肿；复查 NT-proBNP 172pg/ml，肝肾功能均恢复正常。遂带药出院，建议 1 周后停服速尿片，1 个月后门诊复诊。

【治疗随访】

出院后开始时，患者能够遵循医嘱，坚持药物治疗，戒酒，病情平稳，无不适。但是半月后，患者开始只服用雅施达、倍他乐克，其他药物均自行停服，同时间断饮酒（3～4 次啤酒 / 周，半瓶～1 瓶 / 次）。2011 年 6 月 11 日始无明显诱因又出现活动后胸闷、气短，夜间偶有阵发性呼吸困难和阵发性咳嗽，无痰，双下肢不肿。遂又于 2011 年 6 月 14 日来我院住院治疗。

第 2 次住院入院时体检：Bp 136/80mmHg，颈静脉充盈不明显；双下肺呼吸音略粗，左肺底吸气末可闻及少许细湿啰音，HR 88bpm，律齐，心尖部可闻及 1 ～ 2/6 级 SM；腹部无异常，双下肢不肿。入院后相关检查：①心脏彩色超声心动图：LA 3.7cm，LV 6.0cm，RA 4.6cm，RV 4.1cm，LVEF 29%，左心房和右心较前有一定程度有所缩小，但是左心室和射血分数无明显改善；② NT-proBNP 检测为 3883pg/ml，又有明显升高；③心电图较前无显著变化，肝肾功能、血电解质检查均基本正常。第 2 次入院后药物方案调整与疗效：①反复告诫患者，绝对禁酒；②恢复第 1 次入院时用药；其中速尿片 20mg，1 次 / 日，口服 4 天后，症状缓解，改为 20mg，隔日 1 次，建议 1 周后停服；入院后前 3 天暂停用美托洛尔片，后再恢复为 12.5mg，2 次 / 日。7 天后患者病情好转、带药出院。

第 2 次出院后，患者严格遵循医嘱，完全戒酒，坚持正规服药和复诊，期间病情一直较平稳。第 4 个月时，药物逐渐调整为雅施达片 4mg，1 次 / 日；美托洛尔片 25mg，2 次 / 日；螺内酯片 20mg，1 次 / 日；拜阿司匹林片 0.1g，1 次 / 日。第 7 个月时（2012 年 1 月 9 日）复查心脏彩超显示，心脏大小和功能基本恢复正常（LA 3.3cm，LV 4.2cm，RA 3.2cm，RV 3.3cm，LVEF 77%）；病毒全套和抗心肌抗体检测均为阴性。

第 1 次入院时的最终诊断：①酒精性心肌病，全心扩大，全心衰竭，心功能 III 级；②肺部感染。

【对本病例的思考】

（1）酒精对心肌的损害。乙醇及其代谢产物主要是通过以下途径损伤心肌的：①乙醇具有脂溶性特性，可以损害心肌细胞膜的完整性，导致细胞内外离子交换失衡，形成诱发心肌细胞电生理异常基础；同时细胞内钙超载又促使心肌收缩功能下降。②乙醇还可以降低三羧酸循环中苹果酸脱氢酶及门冬氨酸氨基移换酶等的活性，干扰心肌细胞能量代谢，使心肌细胞对脂肪酸的利用产生障碍，细胞内甘油三酯、磷脂酰乙醇、脂肪酸乙酰酯等堆积，促使心肌损伤。③乙醛可与多种蛋白相结合，使某些蛋白功能丧失，或使蛋白抗原结构发生变化而触发异常免疫反应，损害心肌；另外它还可以促进儿茶酚胺释放，刺激心肌肥厚，诱发心律失常；④长期饮酒可引起营养均衡失调，B 族维生素及叶酸不足，造成 VitB1 缺乏而引起心肌病变。

（2）病史询问的重要性。酒精性心肌病临床表现与原发性 DCM 完全类似，如果不仔细询问病史，两者很难鉴别。虽然根据酒精性心肌病诊断标准，患者既往应有长期大量饮酒史或大量酗酒史（长期大量饮酒一般指纯乙醇量 125ml/d 或白酒约 150g/d 或啤酒约 4 瓶 / 日以上），持续 6 ～ 10 年，但是在临床工作中，也不尽然。曾经有患者每天饮啤酒 10 ～ 20 瓶，持续近 3 年就出现心脏扩大、心力衰竭；也有患者每周饮白酒 3 次，每次 0.5 斤，持续 1 年即发展为酒精性心肌病。这可能与有些患者机体内存在肝脏代谢功能障碍或对酒精的敏感度不同有关。

（3）戒酒是治疗的关键环节。一般说来，尽快持续戒酒 6 个月后，心脏状况便会出现较明显改善。如果患者不能坚持戒酒，那么酒精对心肌的损伤会持续加重，心肌病变进展成为不可逆状态，甚至因发生恶性心律失常而猝死。本病例在第 1 次住院后，症状已经有所好转，但是由于不能坚持戒酒，导致再次发生心力衰竭；其后遵循医嘱，戒酒和正规用药后，心脏大小和功能逐渐恢复正常。

（袁璟）

103. 病例 10：反复呼吸困难伴咳嗽 3 天

患者，男性，50 岁，入院时间 2011 年 5 月 6 日。

【主诉】反复呼吸困难伴咳嗽 3 天。

【病史询问】

（1）初步诊断思路及问诊目的。中年男性患者，近 3 天出现呼吸困难伴咳嗽，按常见病优先考虑的原则应将心源性呼吸困难与非心源性呼吸困难的鉴别诊断放在首位。因此，问诊目的主要围绕呼吸困难的原因、咳痰的性状、发病时诱发因素、主要症状及特点、伴随症状、相关疾病诊疗情况等问题展开，并兼顾重要鉴别疾病的临床表现，以寻找呼吸困难伴咳嗽的证据。

（2）问诊主要内容及目的。

1）发生呼吸困难时的基本特征。呼吸困难是常见症状，通常患者因劳力诱发、夜间不能平卧、端坐呼吸等状态符合心源性呼吸困难，如果患者表现为平静状态下呼吸困难、可以平卧等状况要注意非心源性呼吸困难的问诊。

2）呼吸困难伴咳嗽咳痰的特征。对于一个呼吸困难伴咳嗽的患者，咳痰的性状问诊对于分析呼吸困难的原因很重要，如果患者急性呼吸困难时咳粉红色泡沫痰要警惕急性左心衰，呼吸困难咳泡沫痰要考虑左心衰，如果呼吸困难咳黄色粘痰要考虑肺部感染，如果呼吸困难伴哮喘结束时咳少量清痰要考虑支气管哮喘，痰的性状问诊对于鉴别呼吸困难的原因是有帮助的。

3）呼吸困难时其他伴随症状。若出现呼吸困难伴心慌、胸闷、手脚冰冷、出汗较多，要注意询问患者平时的血压心率和突然出现症状时的血压心率。若出现呼吸困难伴哮喘、手足温暖、痰咳出后喘息减轻，要注意询问平时的咳嗽咳痰和哮喘发作的症状。

4）入院前是否应用其他药物治疗疾病？通过了解院外药物治疗情况，以便考虑诱发呼吸困难的原因。如果患者每次哮喘发作需要采用雾吸平喘药物，多考虑为支气管哮喘发作。如果既往没有心血管病，近期接受过具有心脏毒性药物的治疗，要考虑心源性呼吸困难。

5）既往有何种疾病，是否有呼吸道疾病、心血管疾病、其他疾病等病史？支气管哮喘、慢性支气管炎发病时可以表现为呼吸困难、咳嗽咳痰。急性心肌炎和DCM发病时可以发生呼吸困难。冠心病急性心肌梗死发病时可以发生呼吸困难。高血压急剧血压升高可以引起呼吸困难。本例患者有两年高血压史，SBP 最高 160mmHg，未治疗，3 天前受凉后出现胸闷、气短和咳嗽，自觉呼吸困难，不能平卧，咳少许白色泡沫痰。本例患者 2 个月前出现发热、无痛性颈部淋巴结肿大，诊断为 B 细胞非霍奇金淋巴瘤，接受了 CHOP 方案治疗 2 个疗程。

6）何种职业、饮食习惯？呼吸困难和职业相关，从事与粉尘的职业容易的尘肺发生呼吸困难，本例患者时教师与工作环境因素没有关系。患者有多年吸烟史，否认饮酒史。

（3）问诊结果及思维提示。

1）问诊结果。患者为教师，2 年前体检时发现血压 140/90mmHg，最高血压 160/90mmHg，采用低盐饮食和增加运动治疗，没有服用降压药物，自测血压 130/80mmHg 左右。2 个月前出现发热、无痛性颈部淋巴结肿大，诊断为 B 细胞非霍奇金淋巴瘤，接受 CHOP 方案治疗 2 个疗程：环磷酰胺 $750mg/m^2$ 静注、阿霉素 $50mg/m^2$ 静注、长春新碱 $1.4mg/m^2$ 静注、泼尼松 $100mg/m^2$ 口服第 1 ～ 5 天，每 3 周为 1 周期。3 天前受凉后出现胸闷、气短和咳嗽，自觉呼吸困难，不能平卧，咳少许白色泡沫痰。并且稍活动症状明显，无发热、头昏、胸痛、腹痛和腹泻等症状。发病以来睡眠差，饮食可，大小便如前，体重不减轻。既往史：无慢性咳嗽、哮喘病史，无肺结核病史。无血脂异常和糖尿病病史。有多年吸烟史，否认饮酒史和药物过敏史。家族史：

患者自述父亲有高血压史，大姐有高血压病史。

2）思维提示。通过问诊可明确，患者有家族高血压病史，患者2年前体检时发现血压140/90mmHg，最高血压160/90mmHg，采用低盐饮食和增加运动治疗，没有服用降压药物，自测血压130/80mmHg左右，因此，高血压不能成为患者引发心衰的原因。2个月前出现发热、无痛性颈部淋巴结肿大，诊断为B细胞非霍奇金淋巴瘤，接受CHOP方案治疗2个疗程。3天前受凉后出现胸闷、气短和咳嗽，自觉呼吸困难，不能平卧，咳少许白色泡沫痰。在体格检查时重点注意检查四肢血压、脉搏和心脏听诊，呼吸频率和肺部听诊，腹部触诊和肝颈回流征等检查，并通过实验室检查和心肺影像学检查寻找呼吸困难的原因。

【体格检查】

（1）重点检查内容和目的。考虑患者呼吸困难原因待查，因此在对患者进行系统地、全面地检查同时，应重点测量四肢血压、脉搏和心脏听诊，呼吸频率和肺部有无湿性啰音，腹部触诊肝脾是否肿大和肝颈回流征等检查。由于患者因淋巴瘤化疗，需要进行体表淋巴结和甲状腺的触诊。

（2）体格检查结果及思维提示。

1）体检结果。T 36.9℃，P 88次/分，R 24次/分，血压120/60mmHg，颈静脉轻度充盈，甲状腺未见肿大，颈部和腋窝未触及肿大的淋巴结。右下肺呼吸音弱，左下肺呼吸音粗，可闻及少许吸气末细湿啰音；心率88bpm，律齐，第一心音低钝，心尖区可闻及 2 级 SM；腹平软，肝脾肋下未触及，肝颈静脉回流征（+），双下肢轻度压陷性水肿。

2）思维提示。体格检查结果与问诊后初步考虑心源性呼吸困难的思路相吻合。患者血压正常，呼吸频率加快，肺部听到细湿啰音，第一心音低钝，心尖区可闻及 2 级 SM；颈静脉轻度充盈，双下肢轻度压陷性水肿。提示患者存在心力衰竭的征象。甲状腺不肿大，浅表淋巴结不肿大，说明淋巴瘤治疗后病情暂时控制。进一步实验室和影像学检查主要目的是明确心力衰竭的原因，为治疗方案提供依据。

【实验室和影像学检查】

（1）初步检查内容及目的。①血常规、尿常规、肝肾功能电解质检查：了解肝肾功能和淋巴细胞比值。②病毒、心肌损伤标志物和 BNP 检查：了解有无近期病毒感染、心肌损害和心功能不全。③心电图和胸片检查：了解心脏、主动脉和肺部病变。④ B 超检查心脏：了解心脏形态结构和功能状态。

（2）检查结果及思维提示。

1）检查结果。①血常规：白细胞 9.20G/L，中性粒细胞57.9%，淋巴细胞 33.8%。②肝功能：ALT 76U/L，AST 42U/L，γ-GT 83U/L；肾功能：尿酸 585.8μmol/L，BUN、Cr 和电解质正常。甘油三脂 2.79mmol/L，空腹血糖 6.42mmol/L。③病毒全套：CoxB3-IgM、CoxB5-IgM 和 CMV-IgM 阴性，抗心肌抗体阴性，心肌酶和 TnI 正常水平，NT-proBNP 2883pg/ml。④心电图

检查：窦性心律，$Rv_1\text{-}v_4$ 递增不良。⑤胸片检查：双肺轻度肺淤血，肺门影增大多考虑血管影，心影稍饱满左室大，右侧肋膈胸膜少许粘联。⑥超声心动图检查：2011 年 5 月 9 日超声心动图：LA 4.1cm，LV 5.9cm，IVS 0.8cm，RA 4.9cm，RV 4.6cm，EF 26%，左室壁运动弥漫性减弱。⑦冠脉造影检查：冠脉造影血管显影正常，未见血管病变与畸形改变。

2）思维提示。重要的检查结果有 3 项：①入院时血浆 NT-proBNP 显著升高（2883pg/ml），只有心衰发作或加重时 NT-proBNP 升高；②胸片检查双肺轻度肺淤血和左室大；③超声心动图全心扩大，左室壁运动弥漫性减弱，射血分数降低（EF 26%）。结合患者的病史和体格检查结果，进一步符合 DCM 的诊断，由于患者发病前有化疗药物治疗过程，心肌损伤的原因主要是化疗药物所致。进一步病因定位检查对于明确诊断十分必要。

（3）特殊检查及思维提示。特殊检查：DCM 需要进行排他性检查，明确心脏扩大的可能原因。病毒和抗心肌抗体检查，没有提示近期病毒感染和产生抗心肌抗体等炎症免疫反应，有助于排除 VMC 的诊断。冠脉造影正常，有助于排除 ICM 的诊断。患者甘油三脂升高，可能与患者接受激素治疗有关。

（4）诊断。①药物性心肌病，全心扩大，心功能 III 级；②高血压病 2 级；③肺部感染；④高甘油三酯症；⑤高尿酸血症。根据问诊及检查结果，本病例全心扩大的原因应当考虑药物性心肌病。药物性心肌病是指接受某些药物治疗的患者，因药物对心肌的毒性作用，引起心肌损害，临床表现类似DCM。最常见的药物包括抗肿瘤药物（如阿霉素、柔红霉素），抗精神病药物（如氯丙嗪、奋乃静、三氟拉嗪），三环类抗抑郁药（如氯丙咪嗪、阿米替林、多虑平）等。诊断主要根据曾服用某些药物之前无心脏病证据，服药后出现心律失常、心脏增大和心功能不全的征象，又不能用其他心脏病解释者可诊断本病。

【治疗方案及理由】

（1）紧急治疗方案及理由。

1）治疗方案。患者因受凉感染诱发心衰住院，经静脉应用速尿和抗感染药物等处理，症状明显好转。

2）理由。肺部感染是诱发心衰的诱因，需要应用抗生素控制感染。患者表现为全心衰，即有肺淤血和外周水肿，静脉给予速尿治疗，通过有效的利尿，排出体内液体潴留，能够迅速改善血流动力学状态，很快缓解患者的症状。

（2）维持治疗方案及理由。

1）治疗方案。患者需要进一步改善心功能，给予福辛普利（10mg，1次/日），美托洛尔缓释片（23.75mg，1次/日），螺内酯（20mg，1次/日），口服速尿（20mg）和氯化钾缓释片（1g，2次/日），地高辛（0.125mg，1次/日），辅酶Q10（20mg，3次/日）。

2）理由。心力衰竭的基本治疗包括使用ACEI、β受体阻滞剂和醛固酮拮抗剂，β受体阻滞剂需要从小剂量开始，逐渐增加剂量到目标剂量。由于患者存在液体潴留，需要使用利尿剂和补钾药物，由于患者 EF < 30%，给予地高辛（0.125mg，1 次 / 日），由于阿霉素引起心肌损害，常规给予辅酶 Q10（20mg，3 次 / 日）。经过纠正心衰和抗感染治疗，患者病情明显好转，住院 8 天后出院。

（3）出院治疗方案及随访结果。出院治疗方案：福辛普利（10mg，1 次 / 日），美托洛尔缓释片（23.75mg，1 次 / 日），螺内酯（20mg，1 次 / 日），口服速尿（20mg）和氯化钾缓释片（1g，2 次 / 日），地高辛（0.125mg，1 次 / 日），辅酶 Q10（20mg，3 次 / 日）。出院后第 3 周门诊随访，根据血压和心率调节剂量为美托洛尔缓释片（47.5mg，1 次 / 日）。出院后第 5 周门诊随访，根据血压和心率调节剂量为美托洛尔缓释片（95mg，1 次 / 日），由于患者没有呼吸困难和水肿表现，停用利尿剂和补钾治疗。出院后第 8 周门诊随访，根据血压和心率调节剂量为美托洛尔缓释片（190mg，1 次 / 日），超声心动图检查心脏房室均有缩小，EF 40%，患者没有呼吸困难和水肿表现，停用地高辛治疗。患者门诊长期治疗方案：福辛普利（10mg，1 次 / 日）、美托洛尔缓释片（190mg，1 次 / 日）、螺内酯（20mg，1 次 / 日），并且定期门诊随访。

【对本病例的思考】

（1）药物性心肌病。在临床上已经不少见，对于进行肿瘤化疗的患者，需要关注化疗过程中和化疗后心衰的临床表现和心电图变化，必要时做超声心动图检查了解心脏改变和心肌功能变化，及早确定药物性心肌损害，避免药物性心肌病的发生与进展。

（2）问诊的重要性。如果患者就诊时仅仅询问受凉后咳嗽和气喘，当作感冒治疗会延误疾病诊断。了解患者患其他疾病和治疗情况，对于分析心衰的病因具有重要价值。高血压病史询问对于判断心衰是否由高血压所致是有帮助的。

（3）针对性治疗。阿霉素所致心肌病与线粒体功能损害有关，辅酶 Q10 用于化疗过程中心肌损害的预防和治疗有一定的作用。发生心脏扩大和心力衰竭时，主要是针对心脏重构和液体潴留的治疗。心力衰竭治疗症状稳定后，需要继续应用 ACEI、β 受体阻滞剂和醛固酮拮抗剂，对于心脏重构的恢复是主要治疗措施。

（廖玉华）

104. 病例 11：反复胸闷气短 5 个月加重伴下肢水肿 2 周

患者，男性，53 岁，于 2011 年 7 月 26 日入院。

【主诉】反复胸闷气短 5 个月，加重伴下肢水肿 2 周。

【病史询问】

（1）初步诊断思路及问诊目的。患者为中年男性，最近 5 个月出现类似心力衰竭症状。因此，问诊目的主要围绕既往是否患有器质性心脏病、症状发生或加重有无诱因、及是否曾就诊及其具体诊治情况等问题展开，寻找导致患者发病的心脏病证据。

（2）问诊主要内容及目的。

1）患者既往是否有心脏病史和／或其他疾病病史？任何心脏疾病最终都可能导致心力衰竭的发生，常见的有冠心病、高血压心脏病、DCM、瓣膜性心脏病等，了解以上病史，将有助于尽早进行诊治。继发于其他疾病的心脏病，如甲亢性心脏病、肺源性心脏病、贫血性心脏病、糖尿病心肌病等也会有心衰表现；肝脏和肾脏功能衰竭、营养不良、低蛋白血症、下肢静脉曲张等同样会出现下肢水肿，甚至发生胸闷气短等不适，因此除了原发病器质性心脏病史需要询问以外，其他有关疾病病史也应关注。

2）是否有高血压和心脏病家族史？有些心血管疾病，如高血压、冠心病、肥厚性心肌病等均有家族遗传倾向，弄清楚这些家族史有助于了解患者是否属于心脏病易患人群。

3）是否有吸烟、饮酒等不良嗜好和工作性质紧张等情况？吸烟、饮酒等不良健康生活方式是容易导致冠心病、高血压、甚至心力衰竭的危险因素，对这方面进行询问有助于了解患者发病原因；建议采取正确的健康生活方式有助于疾病的恢复。

4）胸闷气短的发生和加重有无诱因及其他伴随症状？劳力性胸闷气短是心力衰竭的典型表现，如果合并有夜间阵发性呼吸困难、颈静脉怒张等征象，将为心力衰竭的判断提供更多依据。

感染、血压高、劳累等是心衰发生的常见诱因，询问相关病史，去除患病因素有利于疾病的控制。

5）发病以来有无至医院就诊检查和获得治疗？心电图和心脏彩超等有关检查报告将为明确诊断提供线索；具体治疗情况将为选择和调整合理治疗用药方案提供基础。

（3）问诊结果及思维提示。

1）问诊结果。患者职业为行政干部，工作性质较轻松，也未接触任何毒品或化学制剂。既往有 30 多年吸烟史，平均 1 包 /天；否认有饮酒、外伤和过敏史，也无相关家族史。5 个月前感冒后开始出现胸闷气短症状，伴全身乏力，以活动时明显；当时夜间尚能平卧，也无肢体水肿，在当地医院检查诊断为 DCM，经药物治疗有一定好转（具体不详），但仍时有活动后轻度胸闷气短，自行停药 1 个月。2 周前劳累后上述症状加重，伴双下肢水肿，夜间经常因憋气而被迫坐位，并有逐渐加重趋势，近两日稍活动即有喘息，伴心慌、腹胀，夜间完全不能平卧。遂来我科住院进一步诊治。

2）思维提示。通过问诊可明确，患者曾在当地医院检查诊断为 DCM，但是具体诊治情况不详；结合其劳力性和夜间阵发性呼吸困难表现、及体循环淤血征象，考虑患者目前有全心衰竭。由于患者既往有多年吸烟史，存在冠心病危险因素，因此其 DCM 是原发性还是可能为冠心病 ICM 等，尚需进一步明确。在体格检查时应重点注意有无颈静脉怒张、心脏扩大具体情况、心脏杂音变化；并且注意肺部听诊是否存在啰音、触诊有无肝脏肿大等，以进一步了解心力衰竭程度及其对其他重要器官的影响、有无感染存在等；通过实验室检查和影像学检查来为明确诊断提供更多临床依据。

【体格检查】

（1）重点检查内容和目的。考虑患者曾有心脏扩大线索、目前有明显全心衰竭表现，因此在对其进行系统地、全面地检查同时，应重点注意观察血压、心、肺、腹部体征，尤其是心脏杂音、心跳节律和肺部啰音，同时注意水肿程度，以进一步评估心衰的严重水平。其他脏器如甲状腺的体检也应引起重视。

（2）体格检查结果及思维提示。

1）体检结果。T 36.2 ℃，R 21 次 / 分，P 92 次 / 分，BP 120/70mmHg。神志清楚，体型中等，轮椅推入病房。体检时半卧位，颈静脉充盈明显，双侧甲状腺不大；双下肺呼吸音低、粗，吸气末均可闻及少许细湿啰音。心界向左下扩大，心尖搏动位于胸骨左缘第 6 肋间左锁骨中线外 2.5cm，HR 92 次 / 分，可闻及早搏约 6 ～ 10 次 / 分，有时呈间断二联律，心音低钝，心尖部可闻及 2-3/6 级 SM。腹软，右上腹压痛（+），无反跳痛；肝脏右肋下 3cm，质中边钝，触痛（+），肝颈回流征（+）。双下肢水肿（++）。神经系统检查正常。

2）思维提示。体格检查结果显示确实存在心脏扩大、左心和右心功能衰竭，并且有肺水肿和肝淤血表现，这些体征与问诊所知 DCM 可能密切相关。下一步进行的实验室和影像学检查将为明确心脏疾病性质、有无并发症和 / 或是否存在其他疾病损害提供证据，有助于观察病情变化和选择合适的治疗方案。

【实验室和影像学检查】

（1）初步检查内容及目的。①血常规、尿常规、电解质：了解有无感染、贫血、电解质紊乱等情况。② NTpro-BNP：明确有心衰程度。③心肌酶 +TNI：观察有无心肌损伤。④肝功能、肾功能、血糖、血脂：明确有无合并症与冠心病危险因素。⑤甲状腺功能：了解有无甲状腺功能异常。⑥病毒全套、抗心肌抗体（AHA）：明确有无病毒感染原因及心肌自身免疫损伤。⑦胸片：初步观察心脏大小、有无肺淤血和肺部感染。⑧心电图与 24 小时心电图动态监测（Holter）：观察有无心肌缺血和心律失常等变化。⑨心脏彩色超声多普勒（UCG）：明确心脏形态功能。⑩肝脏 B 超：明确有肝淤血状况。⑪颈动脉彩色超声：寻找动脉粥样硬化证据。⑫双下肢静脉彩色超声：明确有无静脉血栓形成。

（2）检查结果及思维提示。

1）检查结果。①血常规、尿常规、电解质：均在正常范围。②心肌酶 +TNI：正常范围。③ NTpro-BNP：8076pg/ml，明显升高。④肝功能、肾功能、血糖、血脂：ALT 114U/L，AST 80U/L，LDL-C 3.3mmol/L，均偏高；余指标均在正常范围。⑤甲状腺功能：正常范围。⑥病毒全套、AHA：肠病毒 RNA（+），CoxB5-

IgM（＋），CMV-IgM（＋），CoxB3-IgM（－）；AHA（－）。⑦胸片：心脏扩大，心胸比＞0.5；肺纹理增多，肺淤血。⑧ECG：窦性心律，频发室性早搏（多源性），有时呈二联律；Rv1-v3递增不良。Holter：窦性心律，24小时平均心率76次/分（波动范围64～122次/分）；心律失常，频发室性早搏（多源性，有时呈二联律）伴短阵性室速，24小时室性早搏共22457次。⑨UCG：左心扩大（LA 4.2cm，LV 7.0cm），左室心肌致密化不全（左室侧壁、下壁、后壁中下段及间隔心尖段见丰富的肌窦回声，致密心肌变薄，较薄处厚约0.2cm），左室壁远动弥漫性减弱，二尖瓣中至重度关闭不全，心功能下降（EF 32%）。⑩肝脏B超：肝脏右肋下2cm，肝淤血。⑪颈动脉彩色超声：左颈动脉有细小斑块形成，未见狭窄。⑫双下肢静脉彩色超声：未见异常。

2）思维提示。重要的检查结果有：①UCG显示有全心扩大、室壁运动弥漫性减弱、心肌收缩功能下降、局部致密心肌变薄、左心室壁多处可见非致密化心肌，并且非致密化部位与致密化部位室壁厚度比值＞2，符合"左室心肌致密化不全（LVNVM）"诊断。②胸片检查进一步显示患者有心脏扩大和肺淤血，但是无明显肺动脉高压表现，肺栓塞发生的可能性不大。③颈动脉B超显示有外周动脉粥样硬化证据，结合患者吸烟史和LDL-c高于正常值情况，不能完全排除合并有冠心病的可能；甲状腺功能检查正常可以排除甲亢性心脏病的存在。④Holter检查明确有频发室性早搏，与常规心电图检查结果一致，其发生考虑与心肌致密化不全、心脏扩大、心电活动紊乱有关。⑤NTpro-BNP明显高于正常值，显示心衰程度较重。⑥血钾水平检查正常可以排除低血钾致心律失常因素。⑦双下肢静脉B超检查正常可排除由于下肢静脉血栓形成导致肢体水肿的因素。

治疗上主要是从抗心力衰竭、抗心律失常、改善心肌重构和抗血栓形成等方面着手。

【初步治疗方案及理由】

（1）初步方案。

1）纠正心衰症状（第1～2天）。①速尿针剂20mg/iv，1次/日或2次/日（根据体重和24小时出入量调整，并及时补钾、钠）。②西地兰针剂0.2mg稀释后缓慢静脉推注，1次/日。③硝酸甘油针剂10mg稀释后静脉泵入（10μg/min），1次/日。以上均在心电血压监护下进行。

2）保护心肌、抗心衰、抗心律失常。①培哚普利片2mg，1次/日。②螺内酯片20mg，1次/日。第3天：③美托洛尔片12.5mg，2次/日。④速尿片20mg，1次/日。⑤地高辛片0.125mg，1次/日。⑥依姆多片60mg，1次/日。

3）抗血栓形成：拜阿司匹林片3mg，每晚1次。

4）抗病毒：黄芪针剂20ml/ivdrip，1次/日（稀释后静滴）。

5）抗动脉粥样硬化：血脂康胶囊2粒，1次/12小时。

（2）理由。

1）患者入院时全心衰表现明显，使用静脉利尿、强心等针剂，可以在短时间内改善心衰症状、减少恶性心律失常的发生。需要注意的是，在此过程中要密切监测生命体征变化和防止电解质紊乱的发生。患者症状有所缓解后，可以将针剂改为口服制剂调整。

2）患者入院时肾功能检查正常，应用 ACEI 类药物和醛固酮拮抗剂对 RAS 系统活性异常增高有抑制左右，可以抗心肌纤维化，改善心肌重构。虽然这些药物对致密化不全部分心肌作用不明显，但是对致密化的心肌部分作用仍然显著。因治疗时有多种影响血压药物在使用，患者血压偏低，ACEI 起始用量为半剂量。虽然 β 受体阻滞剂可以控制心室率，减少早搏和室速的发生，同时可以减少心肌耗氧。可是它必须在心衰和水钠潴留有一定改善后使用，推荐从小剂量开始，逐渐达到目标剂量。

3）患者目前肾功能检查正常，应用 ACEI 类药物和醛固酮拮抗剂对 RAS 系统活性异常增高有抑制左右，可以抗心肌纤维化，改善心肌重构。虽然这些药物对致密化不全部分心肌作用不明显，但是对致密化的心肌部分作用仍然显著。因患者血压偏低，ACEI 用量为半剂量。

4）心脏扩大、心肌致密化不全部分有较多血窦存在，局部易形成血栓，另外目前尚不能排除冠心病的存在，必须应用阿司匹林抗栓治疗。

5）患者肠病毒 RNA 与巨细胞病毒 -IgM 检测均为阳性，提示近期有病毒感染。虽然致密化不全心肌病为先天性心肌发育异常，但是合并有病毒感染对心肌也可能有一定损伤作用。应用"黄芪"一方面可以抗病毒，另一方面还有抗室性心律失常作用。此外，黄芪在一定程度上也有强心的功效。

6）患者具有外周动脉粥样硬化证据，因此需要服用他汀类药物。但是由于其入院时 LDL-c 水平只是偏高、心衰明显、体质相对衰竭，因此暂时选用作用较温和的他汀类药物。

【初步治疗效果及思维提示】

（1）治疗效果。经以上治疗 4 天，患者胸闷、气短症状明显好转，夜间可以完全平卧，下肢水肿消失。BP 100/60mmHg，颈静脉无明显充盈，双下肺呼吸音清，HR 76 次 / 分，律不齐，可闻及早搏 3 ～ 6 次 / 分，偶呈二联律，杂音性质不变；腹软，肝脏右肋下未触及，肝颈回流征（-）。

（2）思维提示。患者入院前曾自行停药 1 个月，此次经抗心衰、抗心律失常等处理后，心力衰竭症状有明显改善，但是心律失常仍然存在。由于目前治疗时间不长，ACEI 和 β 受体阻滞剂尚未达到目标剂量，可考虑 1 个月后复查 Holter。另外，根据其病史特点，需要行冠脉造影检查（患者心律不齐，不适宜作冠脉 CTA 检查）以明确有无合并冠心病的存在，同时可以作心脏磁共振（MRI）检查以进一步明确"致密化不全心肌病"的诊断。

（3）进一步检查结果。冠脉造影检查结果显示正常，可以排除"冠心病"的存在。心脏 MRI 提示左心扩大，舒张末期左室内径约为 6.8cm×8.5cm，左房内径约为 5.0cm×5.4cm；左室侧壁、下壁、心尖部肌小梁明显增多呈网格样改变，厚度约为 2.6cm，致密心肌变薄，N/C 比值为 5，二尖瓣重度关闭不全，主动脉瓣中度关闭不全；左心功能不全。考虑左室心肌致密化不全（图 7）。

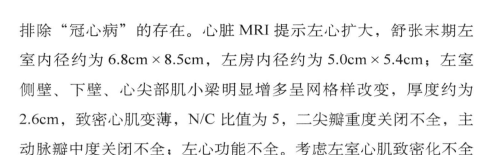
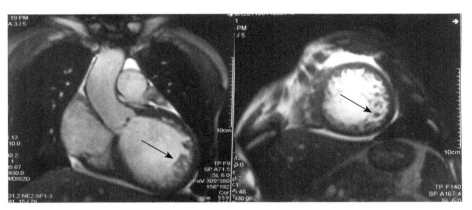

图 7　入院后心脏 MRI 所见（箭头所指为致密化不全心肌）（彩图见彩插 5）

【调整治疗方案及疗效】

（1）新方案。第 7 天始，停用拜阿司匹林；第 7 天始，加用华法林 3mg，每晚 1 次；第 8 天始，美托洛尔片 25mg，2 次 / 日；第 8 天始，速尿片 20mg，隔日 1 次。

（2）疗效。治疗 9 天后患者病情平稳。BP 106/62mmHg，双下肺呼吸音清，HR 72 次 / 分，律不齐，可闻及早搏 1～2 次 / 分，心尖部可闻及 2/6 级 SM；腹部无异常；双下肢不肿。复查 NT-proBNP 为 256pg/ml，肝功能恢复正常。遂带药出院，建议 1 周后停服速尿片，1 ～ 2 周后门诊复诊，在医师指导下调整"美托洛尔"和"华法林"剂量，直至达到目标剂量。

（3）治疗随访。出院后患者完全戒烟、生活规律、不进行体力活动，坚持服药、定期复诊。起初每 1 ～ 2 周复诊 1 次，1 个月后华法林调至 3mg/4.5mg/4.5mg 每晚交替服，INR 稳定于 2.0 ～ 2.5 之间；然后每 1 ～ 2 个月复诊 1 次，3 个月后，美托洛尔改为美托洛尔缓释片 95mg，1 次 / 日，心率 56 ～ 68 次 / 分，偶及早搏。病情一直相对稳定，但是活动量大时仍时有轻度胸闷、气短。2012 年 3 月 9 日复查心脏彩超显示左心较前稍有缩小（LA 4.0cm，LV 6.8cm），EF% 35%，余征象基本不变；Holter 显示室性早搏较前明显减少：窦性心律，24 小时平均心率 60 次 / 分（波动范围 48 ～ 104 次 / 分）；心律失常，频发室性早搏（多源性），24 小时室性早搏共 2542 次。

（4）最终诊断。左室致密化不全性心肌病；全心扩大；心律失常频发室性早搏并短阵性室速；全心衰竭；心功能 IV 级。

【对本病例的思考】

（1）提高对致密化不全性心肌病（NVM）的认识。NVM 是由于心肌先天发育不全所致。在胚胎早期，心肌为肌小梁和深陷的小梁间隙（隐窝）交织形成的海绵样网状结构，小梁间隙和心室腔相通，血液经此供应心肌。胚胎发育 4 ～ 6 周后，心肌逐渐从心外膜向内膜、从基底部向心尖部进行致密化过程，肌小梁间隙逐步变平、消失而形成致密心肌，或压缩形成毛细血管，促使冠脉循环建立和发育成熟。若这一过程失败则致密化停止，相应区域保留胚胎时心肌致密化不全状态。这种疾病多发生于左心室肌，右心室肌也可累及，少数患者表现为单纯的右心室肌致密化不全。它可单独存在，也可与其他先天性心脏病同时存在。约15%～50%的患者具有家族遗传倾向，遗传方式为X连锁隐性遗传和常染色体显性遗传。因此针对此类患者，应建议其家属都接受早期筛查。

（2）心脏彩超在诊断NVM中的重要性。NVM的临床症状与DCM相似，主要表现为心脏扩大、室壁变薄、室壁运动弥漫性减弱，出现心力衰竭、心律失常和／或合并有血栓栓塞；也有一部分人没有症状，直至高龄检查才被发现（近年报道最高龄患者为90岁）。过去由于技术和认识水平有限，容易将NVM误诊为DCM。近年来，随着超声心动图技术的进步，成像质量的提高，它已成为诊断NVM的首选检查方法。目前多沿用Jenni等发表的超声心动图诊断标准：①心室壁异常增厚，分为薄而致密的心外膜层和增厚的非致密的心内膜层，心内膜层由粗大突起的肌小梁和小梁间的隐窝构成，且隐窝与左心室腔相通而具有连续性，成人非致密化的心肌层与致密的心肌层厚度之比＞2，幼儿则＞1.4；②80%以上主要受累心室肌为心尖部、心室下壁和侧壁；③彩色多普勒可测及小梁间的深陷隐窝充满直接来自左心室腔的血液，但不与冠状动脉循环交通；④排除合并其他先天性或获得性心脏病。心脏核磁共振、正电子发射型计算机断层显像、超高速计算机断层扫描等也可用于诊断 NVM。

（3）早期诊治可以适当改善预后。最近有研究显示，有症状的 NVM 预后较差，无症状患者预后较好；总体上与以下因素有关：年龄、心脏大小、心衰严重程度，是否合并有持续性心房颤动、恶性心律失常和／或束支传导阻滞等。本例患者虽然入院前一直被诊断为 DCM，但是中间自行停药，所以再发心力衰竭与心律失常，经正规抗心衰和抗心律失常等治疗，病情逐渐稳定。由于心肌致密化不全状态不能经治疗逆转，因此对 NVM 早期诊治，有利于控制上述危险因素，延缓疾病进展，提高患者生活质量，改善预后。NVM 终末阶段治疗方法只有进行心脏移植。

（袁璟）

105. 病例 12：活动后呼吸困难及乏力 1 个月

患者，男性，16 岁，于 2008 年 8 月 13 日入院。

【主诉】活动后呼吸困难及乏力 1 个月。

【病史询问】

（1）初步诊断思路及问诊目的。患者新近出现活动后呼吸困难及乏力的症状，多要考虑能够引起心力衰竭的心脏疾病，同时要注意鉴别呼吸系统疾病等可能造成呼吸困难的病因。考虑到患者为年轻患者，需要着重询问先天性心脏、瓣膜病及心肌疾病等线索。在问诊过程中要评价患者的心功能状态及其他的心血管常见症状。

（2）问诊主要内容及目的。呼吸困难起病的时间、发病的缓急。突发性、急性呼吸困难多可能有异物吸入、气胸等。呼吸困难如果渐进性加重，劳力性呼吸困难、夜间呼吸困难到端坐呼吸多考虑心力衰竭。

1）鉴别吸气性呼吸困难或呼气性呼吸困难。吸气性呼吸困难由于喉、气管、大支气管的炎症水肿、肿瘤或异物等引起狭窄或梗阻所致。呼气性呼吸困难多由于肺组织弹性减弱及小支气管痉挛狭窄所致。呼气性呼吸困难在年轻患者多见于支气管哮喘。混合性呼吸困难，由于广泛性肺部病变使呼吸面积减少，影响换气功能而产生。

2）鉴别心源性或非心源性呼吸困难。心源性呼吸困难多在运动后加重，在休息或坐位时减轻。重症者可有气喘、哮鸣音、紫绀、双肺湿罗音、心率加快、咯粉红色泡沫样痰。急性左心功能不全时，常表现为阵发性呼吸困难，多在夜间睡眠中发作，称夜间阵发性呼吸困难。

3）是否有伴随症状？有无伴随症状，包括发热、咳嗽、咳痰、下肢水肿、心悸晕厥等，为寻找呼吸困难的原因提供线索。

4）入院前是否在其他医院就诊，诊断如何，治疗措施？通过了解院外就医的情况了解可能的诊断，对相应治疗的反应，为进一步的诊断治疗提供参考。

5）既往是否有特殊病史？询问有无心血管疾病或呼吸系统疾病，有无遗传性家族性疾病。

（3）问诊结果及思维提示。

1）问诊结果。患者为工人，既往无呼吸系统疾病，有慢性乙型肝炎病史，并诉多次查 ALT 及 AST 升高及乙肝病毒免疫学检查多个指标阳性。否认家族性遗传病史。儿时开始体型就瘦弱，不能耐受体育活动，运动后就感乏力但并无呼吸困难。1 个月前在广东打工中感乏力加重，活动后出现呼吸困难，休息即缓解，尚能耐受工厂劳动。无夜间呼吸困难及端坐呼吸的症状。也无发热、咳嗽、心悸、下肢水肿及晕厥的症状。工厂例行体检发现 ALT 及 AST 高，患者又有乏力症状所以患者在广东当地就诊考虑慢性活动性乙型肝炎转回湖北老家的传染病院治疗，在诊疗过程中医师体检发现心界明显增大并有心尖抬举样搏动，心脏超声检查考虑 HCM，当地医院给与了护肝治疗，ALT 及 AST 水平并无明显下降，乏力症状改善不明显，对于 HCM 并未给与特殊治疗。

2）思维提示。通过问诊可明确，患者既往无呼吸系统疾病，有乙型肝炎病史。患者现有乏力，而后出现的劳力性呼吸困难的症状，结合当地医院诊断 HCM，多考虑呼吸困难原因为心源性呼吸困难。患者病史中反复有 ALT 及 AST 升高的记录，并对护肝肝治疗效果不佳，一方面要考虑患者慢性活动性肝炎，另一方面要排查其他器官损害造成 ALT 及 AST 升高，例如心肌损害也释放这两种酶。所以，应在体格检查时重点注意心脏、肺部及肝脏体格检查，进一步寻找心脏疾病的证据。

【体格检查】

（1）重点检查内容和目的。考虑患者心脏疾病与肝脏疾病的可能性最大，因此在对这两个系统进行重点体格检查，包括心界大小、抬举样搏动、心率、心脏杂音，注意心衰的体征如肺部啰音，下肢水肿，肝脏增大，肝颈静脉回流征阳性，颈静脉怒张及下肢凹陷性水肿等。同时也要全面的对其他系统进行全面的检查。

（2）体格检查结果及思维提示。

1）体检结果。T 36.6 ℃，R 20 次 / 分，P 52 次 / 分，BP 110/75mmHg。弱力体型，神志清楚，呼吸平稳，自动体位。口唇无发绀，气管居中，无三凹征。胸廓对称，双侧呼吸运动一致，双肺叩诊呈清音。双肺听诊未闻及啰音。心界向左下增大、心尖部可以扪及抬举样搏动、心律齐、未闻及奔马律、在胸骨左缘可闻及 2/6 级收缩期杂音，运动后及蹲踞杂音变化不明显。神经系统及运动系统体检发现肢体瘦弱，病理步态鸭部，膝腱反射减弱，四肢肌力 IV 级。

2）思维提示。体格检查结果证实患者存在心血管系统异常，特别是抬举样搏动，心界增大提示患者存在心肌肥厚；同时发现患者存在肌力下降及鸭步提示患者可能存在神经肌肉疾病的可能。在进一步的实验室和特殊检查过程中要进一步明确心脏结构异常。患者儿时就不能耐受体力活动，存在乏力，所以实验室检查及特殊检查要明确有无炎症疾病或先天性神经肌肉的异常。同时，实验室检查也要明确慢性乙型肝炎诊断。

【实验室和影像学检查】

（1）初步检查内容及目的。①血常规、尿常规及大便常规。② ESR、CRP：了解有无炎症性疾病造成心脏及神经肌肉损害。③生化检查：复查 ALT、AST，查直接胆红素、间接胆红素了解肝脏的损害；查 CK、CK-MB、TNI 了解有无心脏及骨骼肌损害。④血清学检查乙型肝炎表面抗原、e 抗原，乙型肝炎表面抗体、e 抗体及核心抗体。⑤心电图及 24 小时心电图：评价心电活动。⑥胸部影像学：了解心脏及肺部病变情况。⑦心脏超声：采用二维心脏超声及多普勒检查了解心脏的结构瓣膜、房室大小、心肌及心脏功能的状况，进一步明确心脏病的诊断。⑧肝脏超声：采用二维超声了解肝脏形态及可能病变。

（2）检查结果及思维提示。

1）结果。①血常规、尿常规及大便常规均正常。② CPR、ESR 正常范围。③生化检查：ALT 230U/L ↑，AST 216U/L ↑，CK 1205U/L ↑，CK-MB 20.18ng/ml ↑，TNI 3.02ng/ml ↑，直接胆红素及间接胆红素正常范围。④血清学检查显示：乙肝表面抗原、e 抗原均阴性，乙型肝炎表面抗体阳性、e 抗体阳性，核心抗体阴性。⑤心电图：窦性心律，心率 52 次 / 分，左室高电压，预激综合症（图 8）。⑥影像学检查：胸片提示双肺无明显异常，心影增大。二维心脏超声提示，心脏均匀性肥厚，肥厚显著，室间隔 4.1cm，左室后壁 3.6cm，收缩末期心室几乎被肥厚心肌完全占据，射血分数为 89%。心肌内部未见异常回声（图 9）。肝脏二维超声未发现明显异常。

2）思维提示。心肌肥厚作为一种心肌病变不单出现在HCM，其病因多种多样。一般可以分为几种原因：①负荷增加，心肌组织重塑肥厚对抗负荷，这是心肌肥厚最常见原因，以左室肥厚为例高血压，主动脉瓣疾病，主动脉缩窄均能造成左室负荷特别是后负荷增加，左室重塑肥厚。②代谢性疾病，代谢的异常产物在机体组织中异常堆积，如果发生在心肌组织可造成心

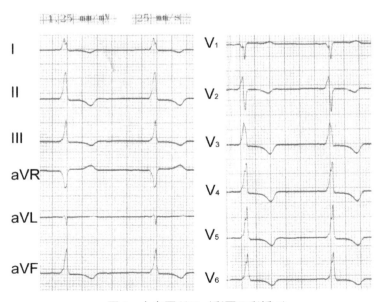

图 8　心电图所见（彩图见彩插 6）

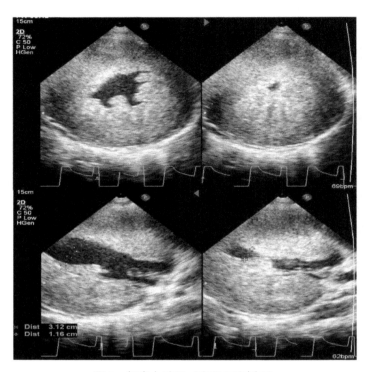

图9　超声心动图（彩图见彩插7）

肌肥厚，如系统淀粉样变性，淀粉样蛋白可在心肌，皮肤，肾脏等组织中异常堆积。在心肌中堆积可造成心肌肥厚。③神经肌肉性疾病累及心脏，如线粒体疾病，累及机体重要的需能器官，如神经系统、肌肉、心肌，患者心肌可变现肥厚，扩张及心肌致密化不全等心肌病表现。④内分泌疾病，如嗜铬细胞瘤，患者体内高儿茶酚胺血症，血压升高左心室后负荷升高同时，儿茶酚胺本身能刺激心肌肥厚。⑤运动员心脏，竞技体育运动员长期高强度高负荷锻炼，心肌发生生理性肥厚，一旦终止锻炼一段时间患者心肌肥厚会恢复。虽然造成心肌肥厚病因多种，但在临床上这些疾病除外心肌肥厚表现外多有明显线索以鉴别与 HCM。但是，某些疾病心肌肥厚表现突出，其他临床变现容易忽略，常常根据影像学的结果简单诊断 HCM。本病例目前重要的检查结果有 3 项：①生化检查：ALT、AST、CK、CK-MB 及 TNI 升高，且 CK 水平异常升高与 CK-MB 升高水平不平行，提示骨骼肌和心肌均有损害；②影像学提示心脏心肌均匀性异常肥厚（心肌肥厚 ≥ 3cm）；③心电图提示左室肥厚的同时存在预激综合征。HCM 能够解释影像学发现，但是并不能解释酶谱异常及 TNI 升高及预激综合征。结合本病例的病史和体格检查结果提示患者存在骨骼肌系统的异常，可能是神经肌肉性疾病如线粒体病，可造成多系统损害特别是需能量多的器官如神经系统，骨骼肌系统及心脏。该疾病可造成神经肌肉损害可有乏力、不能耐受运动、卒中、听力损害、视力损害等，造成心肌损害主要表现有心肌肥厚及预激综合征，后期会有心力衰竭及心脏扩大，也造成代谢异常。可考虑进一步体格检查及实验室检查，明确肌肉损害及能量代谢异常。

【再问病史体检和特殊检查结果】

（1）病史体检和特检结果。

1）询问有无遗传病史，特别是有无线粒体病母系遗传的特点，询问结果阴性。

2）听力检查：患者听力正常无听神经损害表现。

3）视力检查：患者有真性近视，但无眼外肌损害。

4）检查线粒体呼吸链中重要多的产物：安静时，乳酸 2.72mmol/L，丙酮酸 0.27mg/L。运动 30 分钟后，乳酸 5.24mmol/L，丙酮酸 0.17mg/L。安静状态血清乳酸正常值为 0.56 ～ 2.2mmol/L（5 ～ 20mg/L）。血清乳酸与丙酮酸的比值被认为是细胞内氧化还原代谢的指标，此比值小于 20 为正常，在呼吸链缺陷时升高。乳酸 / 丙酮酸比值在运动前＜ 7，或＞ 17，运动后＜ 7，或＞ 22，更有诊断意义。同时查动脉血气 pH 值正常。

5）肌电图：肌电图提示胫前肌，左右股内肌，三角肌，肌源性病损。

6）肌肉活检：取股四头肌肉组织行透射电镜及 HE 染色光镜检查明确肌肉损害。HE 未发现明显的骨骼肌异常，但是透射电镜发现肌细胞中大量异形线粒体大量堆积（右图），并在肌纤维间可见菱形线粒体包涵体（左图）证实线粒体肌病（图 10）。

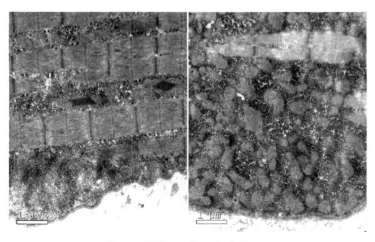

图 10 骨骼肌活检透视电镜所见

7）心肌活检：取患者右心间隔心肌组织行透射电镜检查及HE染色明确肌肉损害。HE染色发现心细胞核周围及胞浆内的大量空泡，心肌纤维肥大并排列紊乱，见图11，同时透射电镜发现心肌细胞内大量异形线粒体大量堆积，心肌纤维排列紊乱，断裂，符合线粒体心肌病的改变（图12）。

8）头颅MRI：未发现头颅异常，无线粒体脑病的改变。

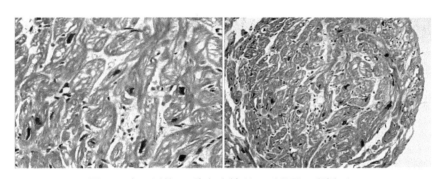

图11 心肌活检HE染色光镜所见（彩图见彩插8）

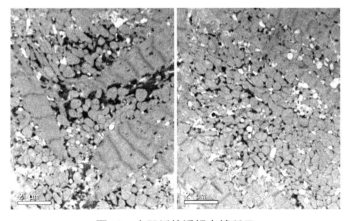

图12 心肌活检透视电镜所见

（2）思维提示。患者针对神经肌肉疾病进行检查，发现线粒体病的证据。血清乳酸与丙酮酸水平及比值异常提示线粒体呼吸链障碍。活检结果透射电镜提示骨骼肌和心肌发现异形线粒体大量堆积，骨骼肌中发现线粒体包涵体，心肌 HE 染色发现心肌细胞内大量空泡，这些均是线粒体病的重要表现。

【诊断】

（1）线粒体病。线粒体肌病；线粒体心肌病心肌肥厚。

（2）预激综合征。线粒体是机体中能量代谢细胞器，它们的作用就是利用食物中的原料分子合成 ATP。当某个细胞内充满病变线粒体后，其不仅无法合成 ATP——而且会导致未使用原料分子和氧的堆积，使之产生病理性损伤。堆积的原料分子只能通过另一种低效途径合成 ATP，该途径可能导致具有潜在毒性作用的副产品（如乳酸）产生（这往往发生在细胞缺氧状态，激烈运动后肌细胞都可能产生这种情况）。乳酸在血液中堆积——称为乳酸中毒——通常导致肌肉疲劳，往往造成肌肉（包括骨骼肌及心肌）和神经组织的损伤。

【治疗方案及理由】

（1）方案。辅酶 Q10 200mg，3 次 / 日；肌酸 2g，2 次 / 日。

（2）理由。目前没有针对线粒体病的特效治疗。治疗一方面是改善患者线粒体三羧酸循环能量代谢障碍，辅酶 Q10 是线粒体三羧酸循环中重要的辅酶，是电子传递链的组分之一，有充分的证据表明辅酶 Q10 补充疗法对治疗这些疾病很有帮助。肌酸，是一种称为肌酸磷酸盐的高能化合物而成为 ATP 的储备产物，能够当某细胞，如肌细胞对 ATP 的需求量超过其本身线粒体的负荷时，肌酸可释放磷酸当某细胞对 ATP 的需求量超过其本身线粒体的负荷时，肌酸可释放磷酸。治疗上也可考虑补充 L- 肉毒碱，促进细胞内丙酮酸脱氢酶的活性，促进葡萄糖的氧化利用，促进脂肪酸穿过线粒体膜进行氧化供能，改善乏力症状。另一方面对于心脏的治疗，主要针对心力衰竭治疗，患者心肌显著肥厚表现主要是舒张功能障碍，治疗上可考虑应用 β 受体阻断剂，但是 β 受体阻断剂可能进一步加重线粒体三羧酸循环障碍，加之患者心率慢（52 次 / 分），所以该患者未应用。患者虽有预激综合征，但是并没发生室上性心动过速，可以先随访观察。

（3）治疗效果及预后。患者给与治疗并随访 6 个月，给与大剂量辅酶 Q10 及肌酸治疗后，患者乏力症状明显改善。虽然随访心脏超声患者心肌肥厚没有明显改善，但呼吸困难症状改善。但患者于随访 6 个月时院外发生猝死。目前，对于线粒体病尚无有效的治疗。线粒体病累及心脏多表现为均匀心肌肥厚及舒张功能障碍，随着心肌损害加重及病情进展，往往出现心脏增大，左室舒张末期容积增加，射血分数下降，心功能恶化。线粒体也常常累及心脏的传导系统，引起传导阻滞。线粒体病特别是 MELAS 综合征时并常常合并预激综合征。线粒体病累及心脏者预后极差，仅有 18% 的患者存活到 16 岁，多死于心力衰竭或心源性猝死。对于线粒体病累及心脏者可考虑尽早行心脏移植。

【对于本病例的思考】

心肌肥厚的鉴别诊断心肌肥厚是心肌疾病的常见表现，心脏负荷增加，家族性 HCM，代谢性疾病（如淀粉沉积症累及心脏），运动员心脏等均能表现为心肌肥厚。该病例起初给人的印象符合 HCM，容易误诊。但是该病例有许多临床表现无法用 HCM 解释，如神经系统体征，肌肉损害及预激综合征。所以对于心肌肥厚的诊断影像学的证据只是一方面，同时要结合病史体检及实验室其他的结果。误诊的结果使得疾病治疗得不到疗效，并可能加重疾病的进展，如采用 HCM 的一线用药 β 受体阻滞剂治疗可能会加重线粒体的三羧酸循环障碍。

（朱峰）

106. 病例诊断结果

病例 1：病毒性心肌炎

病例 2：急性重症心肌炎

病例 3：扩张型心肌病

病例 4：扩张型心肌病左室部分心肌致密化不全

病例 5：肥厚型心肌病

病例 6：限制性心肌病

病例 7：致心律失常性右室心肌病

病例 8：围产期心肌病合并栓塞

病例 9：酒精性心肌病

病例 10：药物性心肌病

病例 11：致密化不全性心肌病

病例 12：线粒体病肌病合并心肌病

参考文献

1. 廖玉华 . 心血管疾病临床诊疗思维 . 北京：人民卫生出版社，2013：225-307.

附 中国扩张型心肌病诊断和治疗指南（2018 年）

前言

扩张型心肌病（dilated cardiomyopathy，DCM）是引起心力衰竭（心衰）、心律失常和猝死的常见疾病之一。1985 年美国 Olmsted 县的流行病学调查 DCM 患病率为 36.5/10 万。2002 年中国分层整群抽样调查 9 个地区 8080 例正常人群，DCM 患病率为 19/10 万。1990 年欧洲报道 DCM 的 5 年病死率为 15%～50%。2014 年中国一项报道显示，767 例 DCM 随访 52 个月病死率为 42.24%，给社会和家庭带来沉重负担。

1995 年世界卫生组织（WHO）/ 国际心脏病学会联合会（ISFC）将心肌病定义为伴有心肌功能障碍的心肌疾病，并分为原发性和继发性 2 类。2007 年，中国从事心肌炎心肌病工作的专家组参考 1995 年 WHO/ISFC 和 2006 年美国心脏病协会（AHA）的主要文件，制定了《心肌病诊断与治疗建议》。近 10 年来，中国《心肌病诊断与治疗建议》在我国心肌病临床医疗和科学研究中发挥了重要作用。在国家十二五支撑项目的支持下，中国心肌炎心肌病协作组（简称协作组）开展了病毒性心肌炎（viral myocarditis，VMC）与 DCM 的前瞻性研究。协作组在 2007 年《心肌病诊断与治疗建议》中 DCM 部分的基础上，引用国内外临床研究资料，借鉴国外指南和科学声明的优点进行本指南的制定。

在中华医学会心血管病学分会心衰学组的领导下，2016 年 4 月协作组拟定撰写 DCM 诊断和治疗指南，经过反复讨论后确定了 4 个核心问题：①指南撰写的总体原则；② DCM 的定义与病因分类；③ DCM 的生物标志物与病因诊断；④ DCM 的治疗原则与方法。协作组针对以上问题制定了具体的文献检索及评价策略，对筛选出的文献进行综合评价。检索的文献库包括美国生物医学文献数据库（PubMed）、万方数据知识服务平台、中国知识资源总库（CNKI），纳入随机临床试验、队列前瞻性研究、生物标记临床检测研究等资料开展有针对性的分析，并进行文献荟萃分析。指南提出的推荐意见是在系统评估基础上由协作组专家讨论形成，当意见出现分歧时，在充分考虑不同意见的基础上接受多数专家的共识。

指南制定过程中，采用网络书面交流和会议讨论相结合，在国内学术会议期间举行讨论会，避免与厂商产生利益冲突。本指南的推荐类别和级别定义借鉴欧美心衰指南，具体描述如下：

Ⅰ类：已证实和（或）一致公认有益、有用和有效的治疗或操作，推荐使用；

Ⅱ类：有用和（或）有效的证据尚有矛盾或存在不同观点的治疗或操作；

Ⅱa类：有关证据和（或）观点倾向于有用和（或）有效，应用这些治疗或操作是合理的；

Ⅱb类：有关证据和（或）观点尚不能充分证明有用和（或）有效，可考虑应用；

Ⅲ类：已证实和（或）一致公认无用和（或）无效，并对一些病例可能有害的治疗或操作，不推荐使用。

本指南对证据级别水平定义表述如下：

证据水平 A：证据依据多项随机临床试验或荟萃分析；

证据水平 B：证据基于单项随机临床试验或多项非随机对照研究；

证据水平 C：仅为专家共识意见和（或）基于小规模研究、回顾性研究和注册研究结果。

1　扩张型心肌病的定义与病因分类

1.1　扩张型心肌病的定义

DCM 是一种异质性心肌病，以心室扩大和心肌收缩功能降低为特征，发病时除外高血压、心脏瓣膜病、先天性心脏病或缺血性心脏病。DCM 的临床表现为：心脏逐渐扩大、心室收缩功能降低、心衰、室性和室上性心律失常、传导系统异常、血栓栓塞和猝死。

1.2　扩张型心肌病的病因分类

伴随着分子遗传学的发展，新的分类方案基于遗传学将心肌病分为 2 组：原发性和继发性。

1.2.1　原发性 DCM。

家族性 DCM（familial dilated cardiomyopathy，FDCM）：约 60% FDCM 患者显示与 DCM 相关的 60 个基因之一的遗传学改变，其主要

方式为常染色体遗传。

获得性 DCM：指遗传易感与环境因素共同作用引起的 DCM。

特发性 DCM：原因不明，需要排除全身性疾病，据文献报道约占 DCM 的 50%。基于国内基层医院诊断条件限制，建议保留此诊断类型。

1.2.2　继发性 DCM。

继发性 DCM 指全身性系统性疾病累及心肌，心肌病变仅是系统性疾病的一部分。

2　扩张型心肌病的生物标志物

DCM 病因诊断的生物标志物包括遗传标志物和免疫标志物。

2.1　DCM 遗传标志物

二代测序技术（next generation sequencing，NGS）是近年出现的一项革命性测序技术，价效比适中，且彻底摆脱了传统测序通量低的缺点。一些平台已经建立商业化心脏 NGS 检测设备，作为公共平台用于检测 FDCM 的基因。DCM 仍然归类于与许多基因相关的病理学和存在不同遗传方式的复合疾病，FDCM 的主要遗传标志物见表 1。

表 1　FDCM 的主要相关基因频率

基因	定位	蛋白	频率 /%
TTN	Sarcomere	Titin	25 ～ 30
LMNA	Nucleus	LaminA/C	10 ～ 15
MYH7	Sarcomere	β-Myosinheavychain	5 ～ 10
MYH6	Sarcomere	α-Myosinheavychain	5 ～ 10

中国医学临床百家

续表

基因	定位	蛋白	频率 /%
TNNT2	Sarcomere	CardiactroponinT	5 ~ 10
ACTC1	Sarcomere	Cardiacactin	5 ~ 10
BAG3	Co-chaperones	Athanogene3	1 ~ 5
DSP	Desmosome	Desmoplakin	1 ~ 5
MYBPC3	Sarcomere	Myosin-bindingproteinC	1 ~ 5
RBM20	RegulatorofmRNAsplicing	RNA-bindingprotein20	1 ~ 5
SCN5A	IonChannel	Sodiumchannel	1 ~ 5
TPM1	Sarcomere	α-Tropomyosin	1 ~ 5

未列入频率＜ 1% 的基因。

2.2 DCM 免疫标志物

抗心肌抗体（anti-heart autoantibody，AHA）是机体产生的针对自身心肌蛋白分子抗体的总称，常见的 5 种抗体为：抗线粒体腺嘌呤核苷异位酶（ANT）抗体（即抗线粒体 ADP/ATP 载体抗体）、抗肾上腺素能 β_1 受体（β_1AR）抗体、抗胆碱能 M_2 受体（M_2R）抗体、抗肌球蛋白重链（MHC）抗体和抗 L- 型钙通道（L-CaC）抗体。这些抗体均具有致病作用。AHA 检测阳性反映患者体内存在自身免疫损伤，常见于 VMC 及其演变的 DCM 患者。

3 扩张型心肌病的影像学检查

3.1 超声心动图检查

超声心动图（ultrasound cardiogram，UCG）检查：UCG 是诊断和评估 DCM 常用重要检查方法（Ⅰ类推荐）。主要表现为：

①心脏扩大：早期左心室扩大，后期各心腔均有扩大、常合并有二尖瓣和三尖瓣反流、肺动脉高压。

②左室壁运动减弱：绝大多数左室壁运动弥漫性减弱、室壁相对变薄，可合并右室壁运动减弱。

③左室收缩功能下降：左室射血分数（LVEF）＜45%，左室短轴缩短率（LVFS）＜25%；合并有右室收缩功能下降时，三尖瓣环位移距离（TAPSE）＜1.7cm、右室面积变化分数（FACS）＜35%。

④其他：附壁血栓多发生在左室心尖部。

3.2　心脏磁共振检查

心脏磁共振（cardiac magnetic resonance，CMR）检查：CMR 平扫与延迟增强成像（late gadolinium enhancement，LGE）技术不仅可以准确检测 DCM 心肌功能，而且能清晰识别心肌组织学特征（包括心脏结构、心肌纤维化瘢痕、心肌活性等），是诊断和鉴别心肌疾病的重要检测手段，LGE+T1mapping（定性）+ECV（定量）技术在识别心肌间质散在纤维化和心肌纤维化定量方面更有优势，对 DCM 风险评估及预后判断具有重要价值（Ⅰ类推荐）。

3.3　胸部 X 线检查

心影向左侧或双侧扩大，心胸比＞0.5。常伴有肺淤血、肺水肿、肺动脉高压或胸腔积液等表现（Ⅰ类推荐）。

3.4　心电检查

心电图、动态心电图是常用检查方法。可见多种心电异常（如各类期前收缩、心房颤动、传导阻滞及室性心动过速等）；此外还有

ST-T 改变、低电压、R 波递增不良，少数可见病理性 Q 波，多系心肌广泛纤维化所致，但需与心肌梗死相鉴别（Ⅰ类推荐）。

3.5 冠状动脉造影检查

冠状动脉（冠脉）造影/CT 血管成像（CTA）检查主要用于排除 ICM（Ⅰ类推荐）。

3.6 心脏放射性核素扫描检查

放射性核素扫描（ECT）检查：核素血池扫描可见舒张末期和收缩末期左心室容积增大，LVEF 降低。运动或药物负荷心肌显像可用于排除冠脉疾病引起的 ICM。

3.7 心内膜心肌活检

DCM 心肌病变主要是心肌纤维化，心内膜心肌活检和组织病理学检查有助于心肌病的病因诊断与鉴别诊断。

4 扩张型心肌病的诊断标准

4.1 临床诊断标准

DCM 的临床诊断标准为具有心室扩大和心肌收缩功能降低的客观证据：①左心室舒张末内径（LVEDd）＞ 5.0cm（女性）和 LVEDd ＞ 5.5cm（男性）（或大于年龄和体表面积预测值的 117%，即预测值的 2 倍 SD+5%）；② LVEF ＜ 45%（Simpsons 法），LVFS ＜ 25%；③发病时除外高血压、心脏瓣膜病、先天性心脏病或缺血性心脏病。

4.2 病因诊断

4.2.1 FDCM。符合 DCM 临床诊断标准，具备下列家族史之一者即可诊断：①一个家系中包括先证者在内有≥ 2 例 DCM 患者；②在

DCM 患者的一级亲属中有尸检证实为 DCM，或有不明原因的 50 岁以下猝死者。推荐开展 DCM 遗传标志物检测，为 DCM 基因诊断提供证据（Ⅰ类推荐）（具体防治详见 7.1）；FDCM 患者中 AHA 的阳性检出率为 60%，推荐常规检测 AHA（Ⅰ类推荐）。

> **推荐理由**：近年关于 DCM 发病机制分类的研究表明，肌联蛋白（TTN）基因是 FDCM 的主要诊断基因（约占30% ~ 35%），核纤层蛋白 A/C（LMNA）是 FDCM 的第 2 个常见基因（约占10% ~ 15%），另几个 DCM 相关基因约占 5% ~ 10%，其他遗传改变如拷贝数变异与 DCM 相关的病例较罕见（表 1）。部分原因不明的 FDCM 与下列因素有关：①除家族史外，尚无临床或组织病理学标准用以识别 DCM 患者是否为家族性，是否会遗传；②由于疾病表型与年龄相关的外显率，或未进行认真全面的家族史调查易导致一些家族性病例被误诊为散发病例；③DCM 在遗传上的高度异质性，即同一家族的不同基因突变可导致相同的临床表型，同一家族的相同基因突变也可能导致不同的临床表型，除患者的生活方式和环境因素可导致该病的表型变异外，修饰基因也可能起了重要作用。60% 的 FDCM 患者被检出 AHA 阳性。

4.2.2 获得性 DCM。我国常见的获得性 DCM 有如下几种类型：

①免疫性 DCM：符合 DCM 临床诊断标准，血清免疫标志物 AHA 检测为阳性，或具有以下 3 项中的一项证据：存在经心肌活检证

实有炎症浸润的 VMC 病史；存在心肌炎自然演变为心肌病的病史；肠病毒 RNA 的持续表达。对于心脏扩大的心衰患者，推荐常规检测 AHA，可提供 DCM 免疫诊断、指导选择针对性治疗策略和预测 DCM 猝死和死亡风险（Ⅰ类推荐）（具体防治详见 7.3）。

推荐理由：AHA 是机体产生的针对自身心肌蛋白分子抗体的总称。抗体产生机制主要是病毒感染诱导机体 T 细胞亚群异常激活，促使 B 细胞产生 AHA，通常表现为肠病毒 RNA 持续表达，Th17 和 Th2 异常激活及其细胞因子（IL-17 和 IL-4）持续升高，辅助 B 细胞产生 AHA 介导心肌损害，导致患者心脏扩大、心衰和心律失常。1996 年 Hoebeke 应用分子模拟技术分析发现病毒蛋白与心肌蛋白之间具有高度同源性，推进了 VMC 和 DCM 患者 AHA 的研究。抗 ANT 抗体、抗 β_1AR 抗体、抗 M_2R 抗体、抗 MHC 抗体等被公认为免疫学标志物。2011 年廖玉华等发现 DCM 患者抗 L-CaC 抗体可以引起室性心律失常及猝死，并阐明了其作用机制。2014 年浦介麟等的临床研究证实，对 DCM 组（732 例）和对照组（834 例）随访 52 个月，DCM 患者抗 L-CaC 抗体阳性组总病死率（5.87%：1.20%，$P < 0.001$）、全因病死率（9.27%：0，$P=0.034$）和猝死率（12.75%：0，$P=0.001$）均显著高于对照组；对 2062 例 CHF 患者和 824 例对照人群随访 36 个月，死亡的 379 例 CHF 患者中 DCM 组 164 例、ICM 组 215 例，其中 DCM 组的猝死率为 40.37%，ICM 组为 39.07%，DCM 组和 ICM 组抗 β_1AR 抗

体阳性患者的猝死率（8.1% 和 8.25%）均显著高于对照组（2.2%）（P 均＜ 0.01）。中国的一项 DCM 荟萃分析显示，AHA 对于 DCM 早期诊断具有较高的敏感性及特异性。抗 L-CaC 抗体和抗 β₁AR 抗体阳性对 CHF 死亡和 DCM 猝死有独立预测价值。

②酒精性心肌病（alcoholic cardiomyopathy，ACM）：符合 DCM 临床诊断标准，长期大量饮酒（WHO 标准：女性＞ 40g/d，男性＞ 80g/d，饮酒＞ 5 年），既往无其他心脏病病史，早期发现并戒酒 6 个月后 DCM 的临床症状得到缓解。饮酒是导致心功能损害的独立因素，建议戒酒 6 个月后再作临床状态评价（具体防治详见 7.4）。

③围生期心肌病（peripartum cardiomyopathy，PPCM）：符合 DCM 临床诊断标准，多发生于妊娠期的最后 1 个月或产后 5 个月内（具体防治详见 7.5）。AHA 在 46% ～ 60% 的 PPCM 患者中检测为阳性，推荐常规检测嗜心肌病毒和 AHA（Ⅰ类推荐）。

④心动过速性心肌病（tachy cardiomyopathy，TCM）：符合 DCM 临床诊断标准，具有发作时间≥每天总时间的 12% ～ 15% 的持续性心动过速，包括窦房折返性心动过速、房性心动过速、持续性交界性心动过速、心房扑动、心房颤动和持续性室性心动过速等，心室率多＞ 160 次 / 分，少数可能只有 110 ～ 120 次 / 分，其与个体差异有关（具体防治详见 7.7）。

4.2.3 特发性 DCM。符合 DCM 临床诊断标准，病因不明。AHA 在 41% ～ 85% 特发性 DCM 患者中被检测为阳性，推荐检测 AHA（Ⅰ

中国医学临床百家

类推荐）。

4.2.4　继发性 DCM。我国常见有以下几种类型：

①自身免疫性心肌病：符合 DCM 临床诊断标准，具有系统性红斑狼疮、胶原血管病或白塞氏病等证据。

②代谢内分泌性和营养性疾病继发的心肌病：符合 DCM 临床诊断标准，具有嗜铬细胞瘤、甲状腺疾病、肉毒碱代谢紊乱或微量元素（如硒）缺乏导致心肌病等证据。

③其他器官疾病并发心肌病：如尿毒症性心肌病、贫血性心肌病或淋巴瘤浸润性心肌病等，符合 DCM 临床诊断标准。

4.3　早期诊断线索与筛查

对于 FDCM 患者的家族成员和急性 VMC 心衰患者的追踪观察有助于 DCM 的早期诊断（Ⅱa 类推荐）。早期诊断路径：

（1）出现不明原因的心脏结构和（或）功能变化，具有以下之一者：①左心室扩大但 LVEF 正常：LVEDd ＞年龄和体表面积预测值的 2 倍 SD+5%，② LVEF45% ～ 50%，③心电传导异常。

（2）检测出与心肌病变有关的基因变异。

（3）血清 AHA 检测为阳性。

（4）CMR 与 LGE 检查显示心肌纤维化。

推荐理由：国内外文献显示，AHA 在 41% ～ 85% 的特发性 DCM、60% 的 FDCM 和 46% ～ 60% 的 PPCM 患者中被检出阳性，2016 年 1 月欧洲心脏病学会（ESC）将 AHA 列为 DCM 早期筛查标志物。国内荟萃分析的 37 项研究（包括 2278 例 DCM 患者和 2325 名健康人群）结果显示，AHA 诊断 DCM 的敏感性和特异性分别为 0.69 和 0.88，其中抗 ANT 抗体为 0.71 和 0.94、抗 $β_1AR$ 抗体为 0.68 和 0.86、抗 M_2R 抗体为 0.47 和 0.92、抗 MHC 抗体为 0.72 和 0.89、抗 L-CaC 抗体为 0.77 和 0.75。中国多项临床观察性研究证实，抗 L-CaC 抗体和抗 $β_1AR$ 抗体阳性对 CHF 患者死亡和 DCM 患者猝死具有独立预测价值。

5　扩张型心肌病的治疗原则

DCM 的防治宗旨是阻止基础病因介导心肌损害，有效控制心衰和心律失常，预防猝死和栓塞，提高患者的生活质量及生存率。国内多中心临床试验资料将 DCM 分为 3 期，即早期阶段（NYHA 心功能 I 级）、中期阶段（心功能 II ～ III 级）和晚期阶段（心功能 IV 级）。DCM 初次诊断时患者的心功能状态各异，DCM 的早期诊断和治疗可明显改善患者预后。

6　扩张型心肌病的药物与非药物治疗

6.1　心衰的药物治疗

6.1.1　早期阶段。应针对 DCM 病因治疗（如免疫性 DCM 的免疫学治疗）（见 6.5）；针对心室重构进行早期药物干预，包括 β 受体阻滞剂和血管紧张素转换酶抑制剂（ACEI）/ 血管紧张素受体拮抗剂（ARB），可减少心肌损伤和延缓病变发展，显著改善成年人心衰患者和 DCM 患者的预后。

6.1.2 中期阶段。针对心衰病理生理机制的三大系统（交感神经系统、肾素－血管紧张素－醛固酮系统、利钠肽系统）的异常激活，采用三大类神经激素拮抗剂［β 受体阻滞剂、ACEI/ARB/ 血管紧张素受体－脑啡肽酶抑制剂（ARNI）、醛固酮受体拮抗剂（MRA）］治疗被证实能够降低心衰患者的患病率和病死率。

①存在体液潴留的患者，应限制钠盐摄入和合理使用利尿剂（Ⅰ类推荐，C 级证据）。利尿剂通常从小剂量开始，如氢氯噻嗪 25mg/d、呋塞米 10 ～ 20mg/d、托拉塞米 10 ～ 20mg/d 等，根据尿量口服补充氯化钾，或用复方盐酸阿米洛利 1 ～ 2 片 / 日；并逐渐增加剂量直至尿量增加，体重每天减轻 0.5 ～ 1.0kg，体液潴留症状消失后，提倡长期间断使用利尿剂。伴低钠血症的心衰患者给予口服托伐普坦 7.5 ～ 15.0mg/d，排水不排钠。使用利尿剂治疗疗效欠佳患者推荐超滤治疗清除体液潴留。

②所有无禁忌证者，都应积极使用 ACEI/ARB（Ⅰ类推荐，A 级证据），或 ARNI 沙库巴曲缬沙坦钠片（Ⅰ类推荐，B 级证据），均能降低心衰患者的发病率和病死率。推荐证据来源分别为：ACEI：CONSENSUS、SOLVD 和 SAVE 试 验；ARB：Val-HeFT、CHARM-Added 和 HEAAL 试验；ARNI：PARADIGM-HF 试验。ACEI 的使用剂量从小剂量开始，逐渐递增，直至达到目标剂量，滴定剂量及其过程需个体化；ARB 和 ARNI 的使用方法与 ACEI 类似（表 2）。

③对无禁忌证、病情稳定且 LVEF ＜ 45% 的患者，应积极使用 β 受体阻滞剂（CIBIS- Ⅱ、MERIT-HF 和 COPERNICUS 试验）（Ⅰ类推荐，

A 级证据）：β 受体阻滞剂（包括美托洛尔、比索洛尔和卡维地洛）是治疗 DCM 心衰非常重要的药物，在 ACEI 和利尿剂的基础上加用 β 受体阻滞剂（无体液潴留、体重恒定），需从小剂量开始，如患者能耐受则每 2 ～ 4 周将剂量加倍，以达到静息心率不小于 55 次 / 分为目标剂量或最大耐受量（表 2）。

④ 中、重度心衰且无肾功能严重受损的患者，可使用 MRA（RALES、EPHESUS 临床试验），螺内酯 10 ～ 20mg/d（Ⅰ 类推荐，A 级证据）（表 2）；对合并肾功能不全的患者建议谨慎使用或不使用，注意血钾监测，避免高钾血症。地高辛：主要适用于心衰合并快速房颤患者，可减慢心室率，但应注意监测患者体内地高辛浓度，用量偏小：0.125mg，每日 1 次 / 隔日 1 次（Ⅱa 类推荐，B 级证据）。

⑤ 对经 β 受体阻滞剂治疗后心率＞ 70 次 / 分钟的患者，可使用伊伐布雷定 2.5 ～ 7.5mg，2 次 / 日（Ⅱa 类推荐，B 级证据），不提倡首先用伊伐布雷定控制患者心率，更强调 β 受体阻滞剂治疗 DCM 的多种药理作用及其临床获益。

⑥ 中药芪苈强心：在一项多中心随机临床研究中，512 例 CHF 患者（其中 DCM 占 50% 以上）分别接受中药芪苈强心胶囊和安慰剂治疗 12 周，两组 NT-proBNP 水平均有明显降低，但芪苈强心胶囊组较安慰剂组更显著降低 NT-proBNP 水平至少 30%（47.95% ：31.98%，P=0.002），该项研究结果得到其他临床试验的验证（Ⅱa 类推荐，B 级证据）。

表 2　慢性心力衰竭（HFrEF）3 类神经激素拮抗剂的常用药物

药物	起始剂量	目标剂量
ACEI		
卡托普利片	6.25mg，3 次 / 日	50mg，3 次 / 日
依那普利片	2.5mg，2 次 / 日	10mg，2 次 / 日
培哚普利片	2.0mg，1 次 / 日	4 ～ 8mg，1 次 / 日
雷米普利片	2.5mg，1 次 / 日	10mg，1 次 / 日 d
贝那普利片	2.5mg，1 次 / 日	10 ～ 20mg，1 次 / 日
咪达普利片	2.5mg，1 次 / 日	5 ～ 10mg，1 次 / 日
福辛普利片	5.0mg，1 次 / 日	20mg，1 次 / 日
赖诺普利片	5.0mg，1 次 / 日	10mg，1 次 / 日
ARB		
坎地沙坦酯片	4mg，1 次 / 日	16mg，1 次 / 日
缬沙坦胶囊	40mg，1 次 / 日	160mg，1 次 / 日
氯沙坦钾片	25mg，1 次 / 日	100mg，1 次 / 日
ARNI		
沙库巴曲缬沙坦钠片	25mg，2 次 / 日	100 ～ 200mg，2 次 / 日
β 受体阻滞剂		
美托洛尔缓释片	23.75mg，1 次 / 日	190mg，1 次 / 日
比索洛尔片	1.25mg，1 次 / 日	10mg，1 次 / 日
卡维地洛片	6.25mg，2 次 / 日	25mg，2 次 / 日
酒石酸美托洛尔片	12.5mg，2 次 / 日	100mg，2 次 / 日
MRA		
螺内酯片	10 ～ 20mg，1 次 / 日	

6.1.3 晚期阶段。经利尿剂、ACEI/ARB/ARNI、β 受体阻滞剂、螺内酯、地高辛等药物治疗后心衰症状仍然不能缓解的患者，可考虑静脉滴注正性肌力药物（如多巴胺 2 ～ 5μg·kg^{-1}·min^{-1}；多巴酚丁胺 2 ～ 5μg·kg^{-1}·min^{-1}；米力农 25 ～ 50μg/kg 负荷量，继以 0.375 ～ 0.750μg·kg^{-1}·min^{-1}；左西孟旦 12μg/kg 静脉注射 10min，继以 0.1μg·kg^{-1}·min^{-1}）和血管扩张剂［如硝酸甘油 5 ～ 10μg/min；硝普钠 0.3 ～ 5.0μg·kg^{-1}·min^{-1}（＜ 72h）；萘西立肽（重组人 B 型脑钠肽）1.5 ～ 2.0μg/kg 静脉注射，继以 0.01μg·kg^{-1}·min^{-1}］；作为姑息疗法短期治疗（3 ～ 5 日），以缓解症状（Ⅱa 类推荐，C 级证据）。药物仍未能改善症状者，建议进行超滤治疗、左室机械辅助装置或心脏移植等非药物治疗。

6.2 心衰的心脏再同步化（CRT）治疗

DCM 心衰患者心电图显示 QRS 波时限延长＞ 150ms 则提示存在心室收缩不同步，可导致心衰的病死率增加。对于存在左右心室显著不同步的心衰患者，CRT 可恢复正常的左右心室及心室内的同步激动，减轻二尖瓣反流，增加心输出量，改善心功能。CRT 适用于窦性心律且 QRS ≥ 150ms 伴左束支传导阻滞，经标准和优化的药物治疗后仍持续有症状、且 LVEF ≤ 35% 的患者（Ⅰ 类推荐，A 级证据）。由于 DCM 患者心室壁变薄，建议安装 CRT 电极前先进行 UCG 评价。

6.3 心律失常和猝死的防治

6.3.1 药物治疗室性心律失常和猝死。是 DCM 的常见临床表现，预防猝死主要是控制诱发室性心律失常的可逆性因素：①纠正心衰，降低室壁张力；②纠正低钾低镁；③改善神经激素机能紊乱，选用 ACEI 和 β 受体阻滞剂（有直接抗心律失常作用）；④避免药物因素如洋地黄、利尿剂的毒副作用。

6.3.2　置入式心脏转复除颤器（ICD）。恶性心律失常及其导致的猝死是 DCM 的常见死因之一，ICD 能降低猝死率，可用于心衰患者猝死的一级预防；亦可降低心脏停搏存活者和有症状的持续性室性心律失常患者的病死率，即作为心衰患者猝死的二级预防。

一级预防：对经过 ≥ 3 个月的优化药物治疗后仍有心衰症状，LVEF ≤ 35% 且预计生存期 > 1 年，状态良好的 DCM 患者推荐 ICD 治疗（Ⅰ类推荐，B 级证据）。

二级预防：对曾发生室性心律失常伴血流动力学不稳定、且预期生存期 > 1 年的状态良好的 DCM 患者推荐 ICD 治疗，降低 DCM 的猝死及全因死亡风险（Ⅰ类推荐，A 级证据）。

6.4　栓塞的防治

DCM 患者的心房、心室扩大，心腔内常见有附壁血栓形成。栓塞是本病常见的并发症，对于已经有附壁血栓形成和血栓栓塞并发症发生的患者必须接受长期抗凝治疗。由于多数 DCM 心衰患者存在肝淤血，口服华法林时须调节剂量使国际化标准比值（INR）保持在 1.8～2.5 之间，或使用新型抗凝药（如达比加群酯、利伐沙班）。

对于合并心房颤动的患者 $CHA_2DS_2\text{-}VASc$ 评分 ≥ 2 分者，应考虑接受口服抗凝治疗（Ⅰ类推荐，A 级证据），可使用华法林或新型抗凝药，预防血栓形成及栓塞。单纯 DCM 患者如无其他适应证，不建议常规应用华法林和阿司匹林。

6.5 扩张型心肌病的免疫学治疗

免疫性 DCM 是获得性 DCM 最常见的类型，国内外研究证实，DCM 的发病机制与自身免疫反应（尤其是抗心肌自身抗体）有关。基础研究证实 DCM 患者抗 β_1AR 抗体和抗 L-CaC 抗体可引起心肌细胞钙电流增加和早期后除极，引发心肌细胞损害及室性心动过速。中国临床观察性研究证明，抗 β_1AR 抗体和抗 L-CaC 抗体是 DCM 患者死亡和猝死的独立预测因子。

6.5.1 阻止抗体致病作用的治疗。适应于 DCM 早期、抗 β1AR 抗体和（或）抗 L-CaC 抗体阳性、合并有室性心律失常患者，治疗目的是尽早保护心肌、预防猝死。禁忌证：低血压、心动过缓和房室传导阻滞，其中地尔硫䓬禁用于 LVEDd ≥ 7.0cm 和心功能 Ⅱ ～ Ⅳ 级患者。治疗措施：①针对抗 β_1AR 抗体阳性选择 β 受体阻滞剂：根据 J-CHF 和 MDC 试验，推荐从小剂量开始逐渐增加至最大耐受剂量，酒石酸美托洛尔 25 ～ 200mg/d 或琥珀酸美托洛尔缓释剂 23.75 ～ 190mg/d，卡维地洛 2.5 ～ 20mg，3 次 / 日，进行早期和长期治疗（Ⅱa 类推荐，B 级证据）；②针对抗 L-CaC 抗体阳性选择地尔硫䓬：根据 ISDDC 中国人治疗方案，推荐地尔硫䓬 30mg，2 ～ 3 次 / 日或地尔硫䓬缓释剂 90mg，1 次 / 日，进行早期阶段的治疗（Ⅱa 类推荐，B 级证据）。

推荐理由： 日本前瞻性随机多中心临床研究（J-CHF 试验）对 117 例 CHF 患者行抗 β_1AR 抗体检测，并予以 3 种不同剂量卡维地洛治疗观察，结果显示抗体阳性组治疗 56 周后 LVEF 显著增加（$P=0.05$），抗体高滴度组的 LVEDV 和 LVEF 得到显著改善（$P < 0.005$ 和 $P=0.04$）；抗体阴性组中的卡维地洛 2.5mg 剂量较其他剂量治疗的主要终点事件显著升高，而抗体阳性组卡维地洛的 3 种剂量间没有差异，提示抗 β_1AR 抗体的存在与卡维地洛治疗慢性心衰获益有关。国内外的多中心随机临床试验（MDC、DiDi、ISDDC 试验）和临床荟萃分析均证实，在地高辛、利尿剂、ACEI、硝酸盐类等药物治疗的基础上，与对照组相比，β 受体阻滞剂可进一步降低 39% 的全因死亡风险，地尔硫䓬可进一步降低 58% 的全因死亡风险及心衰再住院率。

6.5.2　免疫吸附治疗。近 20 年来，免疫吸附和免疫球蛋白补充（IA/IgG）治疗 DCM 的模式逐渐成熟，开展了大量单中心小样本和多中心临床试验，研究显示清除 AHA 获得良好结果，IA/IgG 治疗可用于 AHA 阳性的 DCM 患者（Ⅱa 类推荐，B 级证据）。

推荐理由：免疫吸附治疗的研究始于 1996 年，Wallukat 等用 Ig-Therasorb 吸附清除抗 β_1AR 抗体使 DCM 患者心功能得到明显改善。IA/IgG 治疗 DCM，整合 AHA 负性肌力活性和心肌组织氧化磷酸化、线粒体功能障碍、肥厚、泛素－蛋白酶体通路这 4 类基因表达水平的评分，能识别免疫吸附治疗有效的患者。日本一项多中心临床试验（10 个中心 44 例患者随机进入）中 40 例患者经 IA/IgG

治疗后，LVEF 得到显著改善［（23.8±1.3）%∶（25.9±1.3）%，$P=0.0015$］，心胸比减少（$P=0.0010$），NYHA 心功能（$P<0.0001$）、6min 步行距离（$P=0.0022$）和最大氧耗量（$P=0.0074$）均显著改善，亚组分析基线自身抗体高积分的患者 LVEF 显著改善，但对抗体低积分患者无效。2016 年美国血液净化治疗指南推荐免疫吸附治疗用于 AHA 阳性的 DCM 患者（Ⅰ类推荐，B 级证据）。

6.5.3　免疫调节治疗。中药芪苈强心胶囊治疗新近诊断的 DCM 患者具有免疫调节和改善患者心功能的作用，中药党参、黄芪和葛根等具有降低 DCM 血浆炎性因子表达和改善心功能的作用，推荐用于 DCM 早期的免疫调节治疗（Ⅱa 类推荐，B 级证据）。用法：芪苈强心胶囊1.2g，3 次 / 日；推荐早期和长期治疗。DCM 患者的免疫调节治疗还需要继续探索。

推荐理由：免疫调节治疗是针对 DCM 早期异常免疫应答引起心肌损害的有效防治措施，我国各地应用中药治疗心衰免疫失衡已有一些研究报道。2013 年一项以生物标志物为替代终点的多中心、随机、安慰剂对照的研究表明，在常规抗心衰治疗的同时，512 例 CHF 患者分别接受芪苈强心胶囊与安慰剂治疗 12 周，芪苈强心胶囊组较安慰剂组更能显著降低 NT-proBNP 水平（47.95%∶31.98%，$P=0.002$）。中国"十二五"支撑计划支持的多中心随机双盲安慰剂对照临床试验——QLQX-DCM 研究，在心衰标准化治疗（ACEI/ARB、β 受体阻滞剂、螺内酯、利尿剂等）的基础上，应用芪苈强心胶囊 1.2g，3 次 / 日，治疗新近诊断的 345 例 DCM 患者 12 个月，与对照组相比，芪苈强心胶囊通过调节致炎性因子（降低 IFN-γ、IL-17、TNF-α、IL-4，$P < 0.0001$）与抗炎症因子（增加 IL-10，$P < 0.0001$）之间的失衡，使 NT-proBNP 水平下降≥ 30% 的有效率显著增加（68.4% ：50.0%，$P=0.0005$），全因病死率降低 2.2%，产生良好的炎性因子调节作用并改善患者心功能。国家"九五"攻关的一项多中心临床试验证明中西医结合治疗 DCM 有效，生脉饮、真武汤等中药可以明显改善 DCM 患者心功能，黄芪具有抗病毒、调节免疫和正性肌力的功效。21 项随机对照研究中药治疗 DCM 患者（1566 例）的资料荟萃显示，中药党参、黄芪和葛根等具有降低 DCM 血浆神经内分泌因子（如肾素、血管紧张素Ⅱ）和调节炎性因子表达等的作用，LVEF、LVEDd 和 6 分钟步行距离均有明显改善（$MD=0.06$，95%CI：0.04 ～ 0.08；$MD=-3.72$，95%CI：-4.84 ～ -2.60；$MD=121.69$，95%CI：102.80 ～ 140.58，P 均< 0.001），亦显著改善了 DCM 患者的心功能。目前尚无有效的免疫调节药物，中药的免疫调节作用值得进一步临床研究与探索。

6.6 心肌代谢药物治疗

FDCM 由于存在与代谢相关酶的缺陷，可应用能量代谢药改善心肌代谢紊乱。曲美他嗪能抑制游离脂肪酸 β 氧化，促进葡萄糖有氧氧化，利用有限的氧产生更多 ATP，优化缺血心肌能量代谢作用，有助于心肌功能的改善。多项 Meta 分析表明联合曲美他嗪治疗可降低 CHF（包括 ICM 和非 ICM）患者的心源性住院率，改善其临床症状和心功能，同时延缓左室重构，但未能改善事件发生率及预后。用法：20mg，3 次 / 日（Ⅱb 类推荐，C 级证据）。辅酶 Q_{10} 参与氧化磷酸化及能量的生成过程，并有抗氧自由基及膜稳定作用。Q-SYMBIO 研究显示，辅酶 Q_{10} 治疗 CHF 患者能够显著改善运动耐量、心功能和病死率，用法：辅酶 $Q_{10} \geqslant 20mg$，3 次 / 日（Ⅱa 类推荐，B 级证据）。

6.7　心衰的超滤治疗

床边超滤技术可以充分减轻 DCM 失代偿性心衰患者的容量负荷，缓解心衰的发生发展，特别是对利尿剂抵抗或顽固性充血性心衰患者，疗效更为显著，可减少心衰患者的住院时间、降低患者再住院率（Ⅱa 类推荐，B 级证据）。

主要适应证：①利尿剂抵抗；②近期液体负荷明显增加，体液潴留明显，心衰症状进行性加重。

禁忌证：①低血压；②合并全身性感染，有发热、全身中毒症状、白细胞升高等表现；③血肌酐 $\geqslant 3mg/dl$（265μmol/L）；④需要透析或血液滤过治疗；⑤有肝素抗凝禁忌证。对于 DCM 合并有难治性心衰和肾功能不全者，可使用床边肾脏替代疗法（透析）。

6.8　左室辅助装置治疗

近年来，随着药物和非药物治疗的广泛开展，多数 DCM 患者生活质量和生存率得到提高，但部分患者尽管采用了最佳治疗方案仍发展至心衰晚期，在等待心脏移植期间可考虑使用左室辅助装置（left ventricular assist device，LVAD）进行短期过渡治疗（Ⅱa类推荐，B级证据）。

6.9　心脏移植

DCM患者出现难治性心衰（对常规内科或介入等方法治疗无效）时，心脏移植是目前唯一已确立的外科治疗方法。

心脏移植的适应证：①心肺运动测试峰耗氧量：对于不能耐受β受体阻滞剂的患者，峰耗氧量＜ 14ml · kg⁻¹ · min⁻¹ 则应考虑行心脏移植（Ⅰ类推荐，B级证据）；对于正在使用β受体阻滞剂的患者，峰耗氧量＜ 12ml · kg⁻¹ · min⁻¹ 则应考虑心脏移植（Ⅰ类推荐，B级证据）。②对年龄＞ 70岁的患者进行慎重选择后，可以考虑心脏移植（Ⅱb类推荐，C级证据）。③术前体质指数（BMI）＞ 35kg/m² 的患者心脏移植术后预后更差，因此此类肥胖患者建议在术前将BMI降至≤ 35kg/m²（Ⅱa类推荐，C级证据）。

7　扩张型心肌病特殊类型的诊治要点

7.1　FDCM

FDCM表现为同一家族的一级亲属中有2例以上DCM患者或有35岁以下的一级亲属不明原因死亡，国外研究发现其在DCM中的发病率占25% ～ 50%。FDCM有以下遗传特点：①遗传异质性：不同基因的不同突变可导致同样的FDCM表型，同一家族相同基因的同一突变位点可产生不同表型；②基因突变外显不全：通常外显率会随着年龄的增大而增高，常染色体显性遗传者在＜ 20岁时外显率为10%，

20 ～ 30 岁者为 20%，30 ～ 40 岁者为 50%， ＞ 40 岁时外显率达到 90%；③遗传方式的多样性：包括常染色体显性遗传、常染色体隐性遗传、X- 连锁遗传及线粒体遗传。FDCM 以常染色体显性遗传最为常见。既往的遗传学研究表明，基因突变在 FDCM 的发病中具有重要作用，现已发现引起 DCM 的基因超过 60 个。随着 FDCM 研究的逐渐深入，临床上已开始对疑似有遗传倾向的家族中其他成员进行心电图和心脏超声检查，根据患者意愿对疑似病例进行相关基因检测，有助于 FDCM 的早期诊断及临床干预，以达到延缓疾病发生或预防疾病的目的。但 FDCM 是一种多基因遗传病，其致病机制复杂，现有的基因检测预防疾病的效果不佳。FDCM 的生物学治疗：实验研究发现补充正常 delta-SG 基因、肝细胞生长因子基因治疗 DCM 仓鼠，可以改善心功能和延长其寿命；转染单核细胞趋化蛋白 -1 基因治疗可明显减轻自身免疫性心肌炎。基因治疗方法的探索将有助于寻找治疗 FDCM 的方法。FDCM 的治疗可参照 DCM 的治疗，建议应用心肌能量代谢药物（如辅酶 Q_{10}）。

心室肌致密化不全（noncompaction of ventri cularmyocardium，NVM）属于遗传性心肌病，因患者在胚胎发育过程中，心外膜到心内膜的致密化过程提前终止所导致。多数成年患者在临床发生左心衰和心脏扩大后才发现 NVM 的存在。

7.2 肥厚型心肌病扩张期

肥厚型心肌病（hypertrophic cardiomyopathy，HCM）是一种常见的遗传性心肌疾病，主要表现为心室壁肥厚及心室腔的相对减少、并伴有心脏舒张功能障碍。HCM 的自然病程很长且呈良性进展，心脏结构很少出现明显变化，然而少数患者逐渐发生心腔扩大、室壁变薄及 LVEF 降低，出现类似 DCM 样改变，这种 HCM 的终末期改变称之为肥厚型心肌病扩张期（dilated-phase of hypertrophic cardiomyopathy, DPHCM）。DPHCM 的发病率较低，一旦从 HCM 进展到 DPHCM，则较 DCM 更为严重，病死率明显增加，其治疗可参照 DCM 的治疗，多数 DPHCM 患者需进行心脏移植。

7.3　免疫性 DCM

免疫性 DCM 常见于 VMC 演变所致的 DCM，符合 DCM 诊断标准，且患者的 AHA 阳性检出率高。临床实践中，对因心衰和心室扩大而初诊的患者，当病程＞ 3 个月时，应询问病毒感染病史，检测其病毒和 AHA，并行冠脉造影检查排除缺血性心脏病，如符合条件则可确诊为免疫性 DCM。通过治疗心衰来改善症状是基本措施，包括利尿剂、ACEI/ARB/ARNI、β 受体阻滞剂和螺内酯；针对病因的早期治疗更为重要，如病毒阳性者使用黄芪口服液和心肌代谢药物等；早期应用药物阻止抗体致病作用的治疗可延缓免疫性 DCM 的发生发展，在疾病较早期阶段对于抗 β_1AR 抗体和（或）抗 L-CaC 抗体阳性、且合并有室性或房性心律失常患者，应首选推荐 β 受体阻滞剂和（或）地尔硫䓬缓释剂治疗，可预防猝死，其他抗心律失常药物作为备选；对抗体滴度高的患者推荐免疫吸附治疗；芪苈强心胶囊是治疗心衰及免疫调节的药物。重视 DCM 的早期防治，有利于提高 DCM 患者的生存率。

7.4 酒精性心肌病

ACM 好发于 30 ～ 50 岁、饮酒量大的男性患者。戒酒是治疗 ACM 的关键。早期戒酒及标准化心衰治疗可以改善或逆转大多数 ACM 患者的心脏结构和功能，同时应补充维生素 B_1（20mg，3 次 / 日）。如未及时戒酒，ACM 患者的 5 年病死率可高达 40% ～ 50%。

7.5 围生期心肌病

PPCM 是一种发生于妊娠晚期或产后数个月的特发性心肌疾病。其心脏变化和临床表现类似于 DCM，须排除其他任何可以引起心脏变化的因素。早期诊治有助于 PPCM 患者心脏结构和功能的逆转及恢复。PPCM 发病呈全球分布，其发病率为 1/5500 ～ 1/300。PPCM 发病机制复杂，可能与病毒感染、炎症、自身免疫、凋亡、内皮功能损伤、氧化应激、基因变异等有关。人种、高龄、经产、多胎生产、高血压、先兆子痫等因素参与了疾病的发生发展。泌乳素被证实可以裂解成一种抗血管生成、促进凋亡的 16kDa 同体，损伤内皮细胞，加重 PPCM 的心衰进程。

早期治疗可使 ≥ 50% 的 PPCM 患者心脏在半年内恢复正常。有报道左室收缩功能好转或完全正常率可达 60% ～ 70%，其中大多数为 LVEF ≥ 30% 和（或）LVEDd ＜ 6.0cm 的患者。尽早使用标准化心衰治疗有利于 PPCM 患者的心脏逆转，但是妊娠期及产后体内的生理变化限制了药物的使用：① ACI/ARB 有致畸作用，禁用于妊娠期，在哺乳期使用存在风险（C 级证据）；② β 受体阻滞剂有可能降低胎儿心率、延缓胎儿发育的作用，慎用于妊娠期，在哺乳期使用存在风险（C 级证据）；③ MRA 有可能影响胎儿性征发育，慎用于妊娠期，在哺乳期使用存在风险（C 级证据）；④心衰急性发作时，可根据病情临时使用利尿剂、硝酸酯、多巴胺和洋地黄类药物（C 级证据）；⑤抗凝治疗：产前及产后体内的高凝状态易引起外周血栓形成，而合并有 PPCM 的心腔内易形成血栓。因此在建议患者适当肢体活动的同时，应进行抗凝治疗。由于华法林可通过胎盘屏障导致胎儿畸形或出血，分娩前应禁用，可使用低分子肝素代替，但是分娩前应停用，以减少出血风险（C 级证据）。PPCM 患者的心脏结构和功能恢复后，其停药时机尚不确定，应至少稳定 1 年后再考虑逐渐停药。

7.6 药物性中毒性心肌病

药物性中毒性心肌病是指接受某些药物或毒品引起的心肌损害，临床表现类似 DCM。主要诊断标准：服药前无心脏病证据，服药后出现心律失常、心脏增大和心功能不全的征象，且不能用其他心脏病解释者可诊断为药物性中毒性心肌病。由于肿瘤发病率的增加，与肿瘤化疗相关的心肌病值得关注。因抗肿瘤药品对心肌毒性作用不同，需采取不同的治疗措施。

抗肿瘤药物：蒽环类化疗药（anthracyclines），如阿霉素、柔红霉素、米托蒽醌、表阿霉素等具有心肌细胞毒性作用，分子靶向治疗药如针对 HER-2/neu 原癌基因产物的人 / 鼠嵌合单抗曲妥珠单抗（trastuzumab）、某些抗血管内皮生长因子抑制剂如舒尼替尼（sunitinib）、贝伐单抗（bevacizumab）、索拉非尼（sorafenib）和蛋白酶体抑制剂如硼替佐米（bortezomib）和卡非佐米（carfilzomib）等可以靶向肿瘤组织并易损伤心肌，导致心肌病。防治措施：①对化疗患者应评价其基线心功能（如 LVEF），在完成化疗时或治疗间歇期出现心衰症状时便于评价和比较心功能（B 级证据）；②如提示化疗导致心功能恶化，应仔细评价继续化疗的获益是否会产生不可逆的心脏损害（C 级证据）；③伴有收缩性心衰的肿瘤患者应接受规范心衰治疗（B 级证据）；④心脏毒性高危患者建议给予右雷佐生（dexrazoxane）治疗，减少阿霉素的心脏毒性反应（B 级证据）；⑤化疗期间建议使用细胞能量代谢药（如辅酶 Q_{10} 20mg，3 次 / 日）（C 级证据）；⑥发生心衰患者，启用心衰的标准药物治疗。

毒品类：主要包括可卡因、冰毒麻黄碱类。儿茶酚胺是这类毒品致心肌损害的主要成分。防治措施包括：戒毒 6 个月以上，启用心衰的标准药物治疗，β 受体阻滞剂推荐 α1、β1、β2- 受体拮抗剂（如卡维地洛），避免可卡因的 α1 激动效应（C 级证据）。其他引起心脏毒性和心衰的药物，包括酚噻嗪类、抗抑郁药、一氧化碳、铅、锂、二甲麦角新碱、假麻黄碱、麻黄素、钴、促同化激素类、羟氯喹、氯氮平和儿茶酚胺。

7.7　心动过速性心肌病

TCM 又称为心动过速诱导的心肌病（tachycardia-induced cardiomyopathy），指长期持续性或反复发作的快速性心律失常导致的类似 DCM 的心肌疾病，以快速型房颤最为常见。如心动过速被尽快控制，心脏的形态和功能可以逆转，甚至完全恢复正常。TCM 的发病率较低，均为个例或＜ 50 例的回顾性病例报道，可见于从胎儿至成人的

中国医学临床百家

各个年龄阶段，男性居多。其发病原因尚未明确，一部分可能与基因变异有关，如 ACE（DD 型）基因多态性缺陷人群易发生 TCM。心动过速引起的心输出量下降、神经内分泌系统异常激活等病理生理变化促进心肌重构和心衰的发生发展。Fenelon 等曾将 TCM 分为单纯性和不纯性 2 类，然而后者合并有其他心脏异常或原发性因素，可能具有加重心衰的干扰作用。

心动过速的快速心室率大小和持续时间长短决定 TCM 病变的严重程度，自快速心律失常出现至 TCM 发生的时间可达数月至数年不等。很多患者在出现症状时已同时合并有心动过速、心脏扩大和心衰，不利于与 DCM 继发心动过速相鉴别，只有在终止心动过速后心脏病变逆转时才能回顾性明确诊断。尽早使用药物或导管消融术治疗控制心室率和维持正常窦性心律对 TCM 的防治至关重要。①早期识别与诊断：既往心脏正常，单纯由心动过速引起的左心室或双心室扩大、室壁变薄、心肌收缩功能下降的心肌病变才能诊断为 TCM。既往病史不详，除了心动过速不能以其他原因来解释心肌病变，终止心动过速后心脏的结构和功能明显好转，可以诊断为 TCM；② HolterECG、电生理和 UCG 检查有助于疾病诊断；③治疗目标静息心室率＜ 80 次 /分；④ β 受体阻滞剂是控制快速心律失常和改善心肌重构的首选用药；⑤ TCM 的心肌病变严重时，导管消融风险增高。

大多数 TCM 患者在心室率被控制后预后良好，且在心室率控制的第 1 个月其心脏结构和功能恢复最为明显，有些患者在半年内可以完全恢复正常。但在心率、心脏结构和功能恢复正常后，少数患者仍有发生猝死的风险；如再发心动过速，患者发生心衰的风险可明显增高。难治性快速性心律失常并发的 TCM 预后较差，且有发生心源性休克或猝死的可能。ICD 和 CRT 的植入对 TCM 患者的疗效和必要性目前尚不明确。

7.8　地方性心肌病

地方性心肌病（克山病）是一种病因未明的心肌病，最早发现于我国黑龙江省克山县，其发病机制可能与地球化学因素（低硒、低钙和蛋白质不足）和生物因素（病毒感染，真菌中毒）有关。克山病的分布呈明显的地区性，处于中国北纬 21°～53°、东经 89°～135° 之间由东北到西南的一条宽阔的低硒地带，现已确定的病区有黑、吉、辽、蒙、冀、豫、晋、陕、甘、宁、川、滇、黔、藏、鲁、鄂等 16 个省（自治区）的 309 个县（旗），病区总人口约 1.29 亿。克山病具有地区性、季节性和农业人口多发 3 大流行病学特点。最新的流行病学调查显示，克山病的患病率为 2.21%，其中慢性克山病为 0.50%，潜在克山病为 1.71%；克山病在女性患者中患病率较高（2.20%），男性为 1.98%，在老年人群中患病率更高。克山病的临床表现可分为 4型：急型、亚急型、慢型和潜在型，其中急型和亚急型类似于急性心肌炎，慢型类似于 DCM，近年来多数北方病区已无急型和亚急型病例发生。

诊断原则：在克山病病区连续生活 ≥ 6 个月，具有克山病发病的时间、人群特点；主要临床表现为心肌病或心功能不全，或心肌组织具有克山病的病理解剖改变；排除其他心脏疾病，尤其是其他类型心肌疾病。

诊断标准：符合克山病诊断原则，具备以下①～③中任何1条，并同时符合④～⑧中任何一条或其中一项表现，即可诊断为克山病：①心脏扩大；②急性或慢性心功能不全的症状和体征；③快速或缓慢性心律失常；④心电图改变：房室传导阻滞、束支传导阻滞（不完全右束支传导阻滞除外）、T波和（或）ST段改变、Q-T间期明显延长、多发或多源性室性期前收缩、阵发性室性或室上性心动过速、心房颤动或心房扑动、P波异常（左、右房增大或两房负荷增大）；⑤胸部X线改变：主要表现为不同程度的心脏增大、搏动减弱、肺淤血、间质水肿或合并肺泡水肿；⑥ UCG改变：主要表现为左房、室腔径扩大、LVEF降低、室壁运动呈弥漫或节段性运动障碍、二尖瓣血流频谱A峰＞E峰等；⑦心肌损伤标志物检查：血清肌钙蛋白I（或T）升高，血清肌酸激酶同工酶（CK-MB）含量升高；⑧病理解剖改变：尸检心脏或移植手术置换下的心脏主要病变为心肌变性、坏死及其后的修复和重构。

治疗原则：本病应采用综合治疗，抢救心源性休克，控制心衰和纠正心律失常等。克山病急型治疗可参照急性重症心肌炎的救治，亚急型治疗类似可参照急性心肌炎的治疗，慢型治疗可参照DCM的长期治疗。

7.9　继发性DCM

继发性DCM是指全身性系统性疾病累及心肌，心肌病变仅仅是系统性疾病的一部分。具体分类详见4.2.4。该病的治疗主要是针对心衰的治疗和针对全身性系统性疾病的治疗（参见相关全身性系统性疾病的治疗）。

8 扩张型心肌病的心脏康复治疗

注意休息：DCM 失代偿性心衰阶段应注意卧床休息，减少心脏做功；但可以在床上进行适当肢体运动，以防止血栓形成（Ⅰ类推荐，C级证据）。

限制钠盐和水的摄入：一般钠盐摄入量＜3g/d，液体入量1.0～1.5L/d，以减轻心脏前负荷（Ⅰ类推荐，C级证据）。

控制和去除可能导致心衰加重的外在因素：控制体重（BMI 30～35kg/m²），避免肥胖或恶病质；控制可能的并发症，如病毒感染、高血压、糖尿病、贫血等（Ⅰ类推荐，B级证据）。

适当运动：心衰稳定后可在医护人员监测下进行适当的有氧运动，增加运动耐量和提高生活质量是心脏康复治疗的核心内容。当患者运动耐量＞5个代谢当量（METs）时可以进行常规有氧运动；如运动耐量≤5个METs，只能进行最大耐受量50%的运动强度，以后根据医师的评估再考虑逐渐增加（Ⅰ类推荐，B级证据）。

改善睡眠：作息时间规律，保证充足睡眠，避免神经功能失调（Ⅱa类推荐，C级证据）。

加强心理辅导：正视 DCM 和心衰、配合治疗，减轻精神压力等（Ⅰ类推荐，C级证据）。

指南制定委员会

中华医学会心血管病学分会　　中国心肌炎心肌病协作组

指南制定工作组

组长：杨杰孚　廖玉华

主要执笔人：廖玉华　袁　璟　汪朝晖　程翔　赵德超

中国心肌炎心肌病协作组成员

廖玉华　袁　璟　汪朝晖　程　翔　谢明星　赵德超

史河水　杨英珍　刘治全　陈瑞珍　田　刚　田　野

李　保　李　彬　边云飞　伍伟锋　魏　瑾　李新立

徐东杰　郭小梅　万　静　郑琼莉　李清贤　胡　钢

徐　瑾　顾　晔　韩红彦　于　波　张宏考　丁家望

张金盈　苑海涛　高传玉

中华医学会心血管病学分会和心衰学组成员

高润霖　霍　勇　葛均波　韩雅玲　张　运　马长生

王建安　于　波　杨杰孚　吴学思　李新立　董吁钢

周京敏　张　健　卢永昕　王　华　张宇辉　金　玮

徐东杰

引用文献

1. 中华医学会心血管病学分会，中国心肌炎心肌病协作组．中国扩张型心肌病诊断和治疗指南．临床心血管病杂志，2018，34（5）：421-434.

出版者后记
Postscript

科学技术文献出版社自 1973 年成立即开始出版医学图书，40 余年来，医学图书的内容和出版形式都发生了很大变化，这些无一不与医学的发展和进步相关。《中国医学临床百家》从 2016 年策划至今，感谢 600 余位权威专家对每本书、每个细节的精雕细琢，现已出版作品近百种。2018 年，丛书全面展开学科总主编制，由各个学科权威专家指导本学科相关出版工作，我们以饱满的热情迎来了《中国医学临床百家》丛书各个分卷的诞生，也期待着《中国医学临床百家》丛书的出版工作更加科学与规范。

近几年，中国的临床医学有了很大的发展，在国际医学领域也开始崭露头角。以北京天坛医院牵头的 CHANCE 研究成果改写美国脑血管病二级预防指南为标志，中国一批临床专家的科研成果正在走向世界。但是，这些权威临床专家的科研成果多数首先发表在国外期刊上，之后才在国内期刊、会议中展现。如果出版专著，又为多人合著，专家个人的观点和成果精华被稀释。为改变这种零落的展现方式，作为科技部所属的唯一一家出版机构，我们有责任为中国的临床医生提供一个系统展示临床研究成果的舞台。为此，我们策划出版了这套高端医学专著——《中国医学临床百家》丛书。

"百家"既指临床各学科的权威专家，也取百家争鸣之义。

丛书中每一本书阐述一种疾病的最新研究成果及专家观点，按年度持续出版，强调医学知识的权威性和时效性，以期细致、连续、全面展示我国临床医学的发展历程。与其他医学专著相比，本丛书具有出版周期短、持续性强、主题突出、内容精练、阅读体验佳等特点。在图书出版的同时，同步通过万方数据库等互联网平台进入全国的医院，让各级临床医师和医学科研人员通过数据库检索到专家观点，并能迅速在临床实践中得以应用。

在与作者沟通过程中，他们对丛书出版的高度认可给了我们坚定的信心。北京协和医院邱贵兴院士说"这个项目是出版界的创新……项目持续开展下去，对促进中国临床学科的发展能起到很大作用"。中国人民解放军第二军医大学孙颖浩校长表示"我鼓励我国的泌尿外科医生把自己的创新成果和宝贵的经验传播给国内同行，我期待本丛书的出版"；北京大学第一医院霍勇教授认为"百家丛书很有意义"。我们感谢这么多临床专家积极参与本丛书的写作，他们在深夜里的奋笔，感动着我们，鼓舞着我们，这是对本丛书的巨大支持，也是对我们出版工作的肯定，我们由衷地感谢作者的支持与付出！

在传统媒体与新兴媒体相融合的今天，打造好这套在互联网时代出版与传播的高端医学专著，为临床科研成果的快速转化服务，为中国临床医学的创新及临床医师诊疗水平的提升服务，我们一直在努力！

科学技术文献出版社

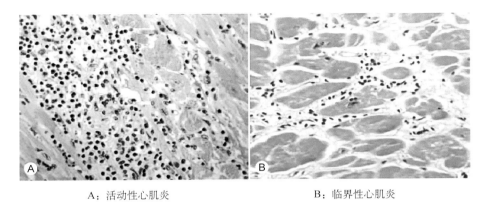

A：活动性心肌炎　　　　　　　　　　　B：临界性心肌炎

彩插 1　心肌炎患者心内膜心肌活检的心肌病理变化（HE×400）（见正文第 004 页）

（Text and image courtesy of James R. Stone，MD，PhD.）

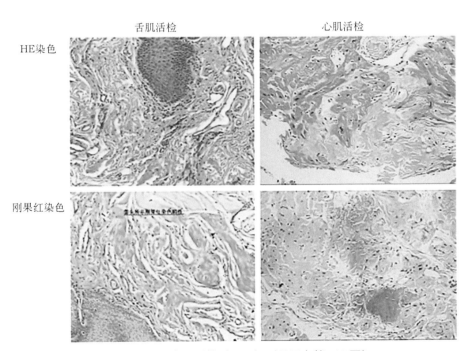

	舌肌活检	心肌活检
HE染色		
刚果红染色		

彩插 2　舌肌和心肌活检（×40）（见正文第 103 页）

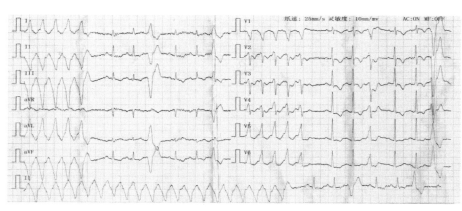

彩插3　入院时心电图所见（见正文第211页）

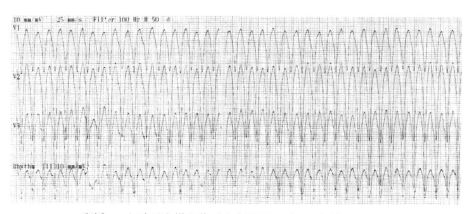

彩插4　入院后心慌发作时心电图所见（见正文第212页）